"江苏省第二中医院·名医名家临床医案集萃"系列

许尤琪 肿瘤病医案集

主　编　王　霞

副主编　唐　杰　李伟良

编　委　卜文静　方　祯　刘海霞
　　　　董孟佳　陶倩逸　王梦菊

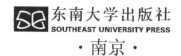

东南大学出版社
SOUTHEAST UNIVERSITY PRESS

·南京·

图书在版编目(CIP)数据

许尤琪肿瘤病医案集／王霞主编. — 南京：东南大学出版社，2023.12

（"江苏省第二中医院·名医名家临床医案集萃"系列）

ISBN 978-7-5766-1107-6

Ⅰ. ①许… Ⅱ. ①王… Ⅲ. ①肿瘤－中医治疗法－医案－汇编 Ⅳ. ①R273

中国国家版本馆 CIP 数据核字(2024)第 014031 号

许尤琪肿瘤病医案集

Xu Youqi Zhongliubing Yi'anji

主　　编	王　霞
责任编辑	褚　蔚
责任校对	张万莹　**封面设计**　王　玥　**责任印制**　周荣虎
出版发行	东南大学出版社
出 版 人	白云飞
社　　址	南京市四牌楼 2 号　邮编：210096
网　　址	http://www.seupress.com
电子邮箱	press@seupress.com
经　　销	全国各地新华书店
印　　刷	苏州市古得堡数码印刷有限公司
开　　本	700 mm×1000 mm　1/16
印　　张	6.75
字　　数	101 千字
版　　次	2023 年 12 月第 1 版
印　　次	2023 年 12 月第 1 次印刷
书　　号	ISBN 978-7-5766-1107-6
定　　价	68.00 元

本社图书若有印装质量问题,请直接与营销部联系,电话:025-83791830

"江苏省第二中医院·名医名家临床医案集萃"系列

丛书编委会

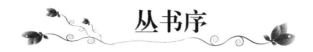

丛书序

　　医学之道，有中西之分，西为视触叩听、诊断与鉴别诊断，中曰望闻问切、辨证施治，然归根结底皆为探索人体健康之方法。中医药学包含着中华民族几千年的健康养生理念及其实践经验，是中华民族的伟大创举，是我国医学发展的重要组成部分。中医医案是中医专家临床诊治时辨证、立法、处方用药的连续记录，不仅是临床经验总结和传承，也是中医诊疗智慧的体现，更是能帮助后生们理解中医经典知识并转化为临床实践。

　　南京中医药大学第二附属医院（江苏省第二中医院）"名医名家临床医案集萃"系列，汇聚了我院临床一线中医名家多年的临床经验和治疗成果，从针灸推拿到药物治疗，从饮食调理到精神疗法，旨在弘扬中医药的瑰宝，传承中医学问，服务广大患者。医案之中，各医家所运用的理论与技术各异，但皆以"辨证施治"为核心，以调理人体阴阳平衡、激发其自身康复能力为目标。在医案中，我们可以看到中医的独特诊疗思路，注重临床患者体质信息的采集，体现整体观；注重八纲辨证，强调个体差异；注重病机分析，强调患者的症状、气质、体质等综合判断；注重治未病，强调预防措施的重要性；注重辨病和辨证统一，强调中西融合，中西治疗模式互为补充。

本医案集的推出，恰逢我院建院三十五周年。首先，我要特别感谢所有参与这部丛书编写的专家们和工作人员，他们辛勤耕耘，用笔墨展示了自己对中医药事业的爱，用实际行动给医院奉献一份厚礼；同时，我也衷心希望专家们的心血能够对临床一线年轻医生、中医学生有所帮助，加强他们对中医学的认识，提高临床中医诊疗能力，让更多的人受益于中医的疗效。

江苏省第二中医院党委书记

殷立平

许尤琪教授简介

　　许尤琪，主任医师，教授，博士研究生导师，1984 年本科毕业于徐州医学院临床医学专业，1991 年硕士毕业于南京中医药大学中西医结合专业，从事中医及中西医结合肿瘤学专业临床、教学及科研工作近 40 年，对恶性肿瘤的中西医结合治疗与研究具有极为丰富的临床经验和较强的科研能力，在应用中医药治疗肿瘤及防止肿瘤术后复发转移、提高晚期患者生存质量、术后调理及防治放化疗靶向免疫毒副反应等方面具有独特的临证心得，尤其在消化道肿瘤的中西医结合临床诊治和抗胃癌术后复发转移研究方面达到了省内先进水平。

　　许教授通过中医药辨证与辨病相结合的临床研究思路，融合中西医理论，初步提出了对恶性肿瘤当应用规范化和个体化的治疗方案；在临床中应用中医理论结合现代医疗技术，积极探索肿瘤的治疗方法，不断开发肿瘤的专科专病用药。目前经由许尤琪主任牵头研制的专科中药制剂有胃安宁颗粒（健脾活血解毒之法治疗胃癌）、通泰合剂（扶正抗癌，活血解毒之法治疗肠癌）、益肺散结复方（补肺气、软坚散结法治疗肺癌）、健脾活血方（减轻肝癌患者介入术后的不良反应）、清热利湿解毒方（治疗抗血管生成药物的毒副反应）等，这些院内协定方制剂的应用极大地提高了临床疗效,有效实现了中医药对肿瘤治疗的减毒增效作用,解决了西医难以解决的临床问题,达到了良好的治疗效果。

许尤琪教授先后担任中华中医药学会肿瘤分会委员、江苏省中医药学会肿瘤专业学会副主任委员、江苏省抗癌协会第一届传统医学与肿瘤康复专业委员会副主任委员、江苏省中西医结合学会理事会常务理事等,为江苏省第二批"333工程"第三层次培养对象。曾获江苏省优秀青年中医人才、江苏省第二届名医民选百姓信任的医疗专家、江苏丹阳市有突出贡献中青年专家等称号。完成10余项省、市、厅等各级各类课题的研究,多次获得科学技术进步奖、江苏省中医药科学技术奖,多次承办国家级和省级继续教育项目,培养硕士、博士研究生20余名,发表论文60余篇,主编出版著作2部。

目　录

一、胃 癌
医案五则

病案一：胃癌术后复发转移

戴某，男，74 岁。

主诉：2021 年 10 月 15 日因"不明原因进食哽咽伴上腹部隐痛"至江苏大学附属医院查胃镜示：贲门—胃体 MT。病理：（胃体—贲门）腺癌。2021 年 10 月 19 日在江苏大学附属医院全麻下行：（1）根治性胃切除术（全胃切除＋食管-空肠 Rouxen-Y 吻合）；（2）肠粘连松解术；（3）小肠排列术；（4）腹腔镜中转剖膜探查术。术后病理：贲门至胃体小弯侧偏后壁隆起型中低分化腺癌，黏液腺癌约占肿瘤成分的 40%，侵及胃浆膜层及食管下段外膜层，癌组织侵脉管，未见癌组织侵犯神经。送检两侧切缘阴性。小弯侧淋巴结 18/20 枚，大弯侧淋巴结 0/15 枚见癌组织转移。送检脾动脉旁淋巴结 1 枚见癌组织转移。pTNM：T4N3bMx。免疫组化：CEA（＋），Her-2（2＋），P53（－），Ki-67（75%＋），TOPOII（75%＋），EGFR（＋），TUBB-3（＋），ERCC-1（＋），CD44V6（＋），TS（少＋），MLH1（＋），PMS2（＋），MSH2（＋），MSH6（＋）。

2021 年 12 月 2 日［上腹部，平扫＋增强＋胆囊成像＋血管成像］：（1）全胃切除＋食管-空肠 Rouxen-Y 吻合术后：腹腔及腹膜后多发淋巴结转移，建议复查；（2）腹主动脉及各级分支管壁多发钙化。FISH 检测显示：Her-2 有扩增；PDL1（－）。评估肿瘤进展，给予"白蛋白紫杉醇＋奥沙利铂＋曲妥珠单抗"靶向加化疗 6 周期，后曲妥珠单抗维持治疗。

一诊（2022年12月6日）：患者形体消瘦，面色萎黄，进食有梗阻感，伴吞咽困难，进食后嗳气明显，小便正常，大便色黑，夜寐安，舌淡红，苔白腻，脉细，舌下脉络瘀紫。

辨证：脾气虚夹有痰瘀。治法：补气健脾化痰散结。

拟方：党参15 g，炒白术12 g，山药10 g，茯苓10 g，砂仁6 g，陈皮6 g，法半夏10 g，生甘草3 g，蒲公英30 g，白花蛇舌草15 g，半枝莲20 g，红景天15 g，制吴茱萸6 g，炒枳壳10 g，姜竹茹12 g，三七10 g，白芨10 g，焦栀子10 g，焦六神曲10 g。

党参、白术、山药、甘草益气健脾，蒲公英、法半夏消肿散结，枳壳、砂仁、陈皮理气化痰，吴茱萸疏肝和胃，白芨、三七止血，焦六神曲消食和胃，红景天益气活血，焦栀子清热利湿，白花蛇舌草、半枝莲解毒抗癌。

二诊（2022年12月20日）：患者乏力明显，略有腹胀，进食较前略有减少，无恶心呕吐，夜寐安，二便调。

拟方：生黄芪15 g，炒瓜蒌子15 g，太子参20 g，茯苓12 g，石斛10 g，炒鸡内金10 g，炒白术10 g，炒莱菔子10 g，佛手10 g，炒枳壳10 g，白花蛇舌草20 g。

三诊（2022年1月20日）：查血常规示白细胞下降，乏力仍有，体重较前相差不大，略有胃胀腹痛，进食尚可，二便调，夜寐安。

上方去太子参，加黄精12 g、木香6 g、砂仁3 g、炒白芍12 g、仙鹤草20 g。

四诊（2022年2月16日）：诉嗳气时作，恶心未吐。

上方加厚朴10 g、姜竹茹20 g、姜半夏10 g、旋覆花10 g。

【按语】 患者胃癌术后腹腔多发淋巴结转移，体力尚未完全恢复，结合四诊资料，将其辨证为脾气虚夹有痰瘀。痰瘀既是病理产物，又是致病因素，在胃癌发生发展转移中起至关重要的作用。党参、白术、茯苓、甘草、陈皮、半夏益气健脾，燥湿化痰。党参和白术是许教授喜用的一对益气健脾药。《本草正义》形容党参:"健脾运而不燥,滋胃阴而不滞。"《本草求真》谓白术"脾脏补气第一要药"。党参甘温健脾、白术苦温健脾,两者相合,取四君子汤之意,补中力著,且党参尚能养血生津,有利于制约白术温燥之性。许教授认为脾胃虚弱为胃癌发生的基础,故健脾扶正应贯穿胃癌治疗的整个过程。黄芪健脾升清,佐以白芍,既能生化血液、缓急止痛,又可"除血痹、破坚积"(《神农百草经》)"通顺血脉……去水气"(《名医别录》)。初期,患者持续化疗中,化疗药物易伤精耗气,出现骨髓抑制,临床上见白细胞、血小板、血红蛋白等降低。"有形之血不能速生,无形之气应当急固",针对化疗后气血虚弱,方中常加入人参、黄芪急补元气,补气以生血,其中黄芪能扶正固本、益气养元,改善骨髓抑制状态。患者化疗后热毒尚存,以半枝莲、白花蛇舌草清热解毒以制伏阳,治疗消化道肿瘤疗效甚好。因木来克土,全方兼顾少阳,从肝论治,佛手、木香、厚朴疏肝理气,肝为脾气之本,借以清脾之毒火,气顺则痰消结散。全方祛邪兼顾扶正,在帮助患者遏制肿瘤进展的同时能尽快恢复体力。

化疗结束后患者以曲妥珠单抗维持治疗,曲妥珠单抗常见的不良反应是心脏毒性,随诊治疗中常加炙甘草汤化裁,起到未病先防的作用。《伤寒论》"辨太阳病脉证并治"第177条:"伤寒,脉结代,心动悸,炙甘草汤主之。"实验研究显示,炙甘草汤可通过抗炎、促进血管生成和抑制心肌细胞凋亡或调节心肌能量代谢等相关机制,改善或减轻抗肿瘤治疗相关心血管毒性。

病案二:胃癌术后辅助化疗

赵某,男,66岁。

主诉:2020年9月16日因"胃癌"至江苏省人民医院行"3D全腹腔镜下根治性全胃切除+食管空肠Rouxen-Y吻合术",术后病理示:胃体小弯病灶大小:4.5 cm×2.5 cm×1.5 cm,肉眼分型:浸润溃疡型。组织学类型:低黏附性癌(印戒细胞癌和其他亚型,ICD-O编码

3

8490/3);组织学分级:低分化(G3);Lauren 分型:弥漫型;胃壁浸润层次:浆膜下层(T3)脉管侵犯,脉管内见癌栓;神经侵犯:见癌组织侵犯神经;镜下切缘:近端切缘未见癌累及,远端切缘未见癌累及。免疫组化:Her-2(0),Ki67(20%+),PMS2(−),MLH1(+),MSH2(++),MSH6(++)原位杂交 EBER(−)。2020 年 10 月 22 日起行胃癌术后辅助化疗 6 周期,具体 SOX 方案:奥沙利铂+替吉奥。2021 年 2 月 25 日辅助化疗结束。

一诊(2020 年 10 月 18 日):患者形体偏胖,纳可,肠鸣,大便日行 3 次,不成形,肠鸣即泻,夜寐可,舌淡胖,苔少,脉沉细。

辨证:脾虚湿胜。治法:健脾化湿。

拟方:太子参 15 g,炒白术 15 g,茯苓 10 g,莲子 10 g,生黄芪 15 g,白芍 15 g,砂仁 6 g,枸杞 15 g,山药 30 g,炒薏苡仁 30 g,拳参 15 g,白花蛇舌草 30 g,藤梨根 15 g,虎杖 10 g。

二诊(2020 年 11 月 8 日):咽干口燥,失眠口苦,心悸不安,大便成形,小便正常,舌红少苔脉弦细。

拟方:生黄芪 15 g,党参 15 g,炒白术 15 g,茯苓 20 g,甘草 6 g,当归 12 g,阿胶 12 g,酸枣仁 10 g,川芎 12 g,牡蛎 30 g,鸡血藤 15 g。

三诊(2020 年 12 月 8 日):恶心欲吐,嗳气觉舒,情绪低沉,乏力明显。

上方加郁金 10 g、姜半夏 10 g、姜竹茹 10 g。

四诊(2021 年 1 月 8 日):舌质暗紫。

上方加三七 3 g。

五诊(2021 年 2 月 18 日):胃脘部略有胀满感,无呕吐,略有口干。

前方去三七,加木香 6 g、麦冬 10 g。

六诊(2021 年 3 月 10 日):患者辅助化疗结束,略有乏力,便稀,2 次/日,舌暗红,苔薄白,脉弦细。

拟方:太子参 15 g,炒白术 15 g,茯苓 15 g,生甘草 6 g,瓜蒌皮 25 g,法半夏 10 g,白芷 10 g,防风 6 g,仙鹤草 30 g,肉桂 5 g,炮山甲

3 g,白花蛇舌草 30 g,黄连 3 g,吴茱萸 5 g。

后期以健脾活血方为主加减,方药如下:黄芪 30 g,女贞子 20 g,薏苡仁 30 g,猪苓 15 g,仙鹤草 30 g,鸡血藤 30 g,苦参 15 g,白花蛇舌草 30 g,威灵仙 30 g,玄参 20 g。

【按语】 许教授认为此例患者证情属正气不足、瘀毒内结。患者行手术切除之后,虽邪气大衰,然正气亦损,手术治疗仅起到减瘤去邪的目的,并未从根本上解除患者气血、阴阳平衡及脏腑功能的失调,以致正气亏损,加之术后脾胃运化功能失调,易致邪毒内蕴,而化疗则更是伤阴耗气,渐致正不抑邪,邪毒乘虚流窜经络,客于脏腑。如不加以调理,日久成积会导致胃癌的复发与转移。

患者初诊舌淡胖而苔少,大便不成形,提示气阴不足,故予黄芪建中汤加四君子汤健脾益气、养血滋阴。莲子、砂仁、薏苡仁健脾祛湿以燥便;拳参始载于《神农本草经》,"主心腹积聚,寒热邪气,通九窍,利大小便"。早期因其外表呈紫色,又称为"紫参",陶弘景《名医别录》曰:"紫参,微寒,无毒,疗肠胃大热,唾血,衄血,肠中聚血,痈肿诸疮,止渴,益精。"清《本草求真》中说:"紫参,味苦而辛,气寒无毒,功专入肝,逐瘀破血,兼入胃腑膀胱,使血自为通利。故凡寒热血痢,痈肿积块,心腹积聚,因于血瘀滞而成者,无不可以调治。仲景治下痢腹痛,用紫参汤以除,亦取散其积血之意。"藤梨根、虎杖可辅佐白花蛇舌草、拳参加强解毒抗癌。

二诊时患者因第一周期化疗后反应较大,不能坚持继续化疗,为使其坚持完成辅助化疗,先帮助患者缓解症状。结合四诊资料辨证为肝血不足、阴虚内热所致之失眠,给以酸枣仁汤加减。酸枣仁养血补肝宁心安神,茯苓、茯神宁心安神,川芎活血行气,疏达肝气,酸敛辛散并用,具有养血调肝之妙;牡蛎敛阴抑酸,软坚散结,对胃癌效果好;鸡血藤、阿胶入少阴经,补肝肾,滋水涵木,有助于化疗期间骨髓抑制的对症治疗。

化疗结束,患者就诊时治疗改为以预防肿瘤复发转移为主,肉桂、防风温肾暖脾、祛风胜湿以止泻;左金丸清肝和胃。

　　后期以健脾活血方加减,黄芪、女贞子、薏苡仁、猪苓等益气健脾;仙鹤草、鸡血藤养血活血;玄参、威灵仙、苦参、白花蛇舌草等清热解毒、活血散结。全方调整气血阴阳平衡及脏腑功能,具有扶正祛邪之功,从而起到杀灭体内残存癌细胞、防止复发和转移的作用。目前患者单纯中药治疗两年余病情未进展。

病案三:胃癌支持治疗

　　王某,女,80岁。

　　主诉:2017年因胃癌在江苏省人民医院行“全胃切除术”,具体方案不详。术后未行治疗。2021年9月自觉上腹部不适伴吞咽困难,至江苏省人民医院就诊,查肿瘤指标示:糖类抗原19-9:89.92 U/mL,细胞角蛋白19片段:4.08 ng/mL,胃镜下行“食管扩张术”,具体不详。2022年8月患者再次出现吞咽困难,进食梗阻,呕吐白黏痰,江苏省人民医院查全腹部CT增强检查示:胃癌术后,食管下段处吻合口稍增厚。胃镜显示:(1) 全胃切除术后;(2) 吻合口狭窄。未行针对治疗。近1个月患者症状逐步加重。

　　一诊(2022年9月2日)::患者神志清,精神欠振,全身乏力,消瘦明显,进食梗阻感明显,仅能进食少量流质,时有恶心呕吐,呕出白黏痰,偶见少许血丝,活动后气喘气短,时有心慌,无明显胸闷,上腹部轻压痛,夜寐差,夜间汗出明显,大便困难,无力排出,小便正常。舌质淡嫩,少苔,脉细滑。

　　辨证:阳虚水泛。治法:温阳化饮,化痰止呕。

　　拟方:苓桂术甘汤加减:茯苓24 g,泽泻12 g,炙甘草6 g,桂枝5 g,生白术12 g,高良姜5 g,姜半夏9 g,姜竹茹9 g,玄参25 g,麦冬25 g,地骨皮25 g,白芨6 g,三七3 g,仙鹤草30 g,瓜蒌皮25 g。7剂,日一剂,水煎煮100 mL,早晚温服。

　　茯苓、白术、桂枝、甘草温阳化饮,健脾利湿;玄参、麦冬、地骨皮养阴清热益胃生津;半夏、竹茹、瓜蒌皮燥湿化痰,降逆止呕;白芨、仙鹤草收敛化瘀止血,高良姜温中止呕,泽泻利水渗湿泻热。

二诊(2022 年 9 月 8 日):患者症状明显减轻,恶心呕吐不明显,进食较前增多,睡眠欠佳,无明显出汗,舌淡红,苔薄微腻,脉细数。

原方去玄参、麦冬、地骨皮,加酸枣仁 25 g、川芎 5 g、首乌藤 25 g、豆蔻 6 g、藿香 9 g。7 剂,水煎煮 100 mL,早晚分服。

三诊(2022 年 9 月 15 日):患者睡眠较前好转,略有咳嗽无痰,无发热寒战,饮食较前明显增加,流质为主,无恶心呕吐。

前方加黄芩 9 g。7 剂,水煎煮 100 mL,早晚分服。

【按语】《金匮要略·痰饮咳嗽病脉证并治》云:"心下有痰饮,胸胁支满,目眩,苓桂术甘汤主之。""夫短气有微饮,当从小便去之,苓桂术甘汤主之。"苓桂术甘汤使用的关键在于短气,核心病机为中焦脾胃阳气不足,"微饮"停留于心下,这和患者高龄胃癌术后中焦阳气不足水湿停聚相一致,治法的关键在于"从小便去之"。作为"温药和之"的经典代表方剂——苓桂术甘汤,秉承着"温不可太过""配以行消之品"的治疗特点,协助水液运化进路和出路的畅通,其配伍兼顾了人体水液运化的起点和终点。白术崇脾土而燥湿气,炒制之后更增加了健脾之功,但生白术的燥湿能力更强,初诊时以生白术为主,重在燥湿以运化心下停饮,后期改为炒白术。炙甘草甘以扶土,具有补脾益气、燥湿祛痰止咳之功,虽祛痰之功不如生甘草,但与桂枝合用,其辛甘温阳之力更甚。方中的高良姜不能用生姜或者干姜代替,虽然三者都有祛寒除湿、温中止呕的作用,不同点在于生姜长于发散风寒,主要用于外感表证,同时被称作"呕家圣药";干姜走散之力较生姜弱,但温中的功效更强,主治脾胃寒证;高良姜强在镇痛,治疗胃脘冷痛、寒性腹痛效果更佳。瓜蒌皮甘寒,清热涤痰,宽胸散结,而通胸膈之弊端。半夏辛温化痰,消痞散结,与瓜蒌皮配伍,润燥相得。豆蔻归脾胃经,具有开胃消食的功效,能够增强脾胃功能,有利于食物消化,改善不思饮食、食积不消、胸腹胀痛、胸闷不饥等症状。豆蔻性温,温中止呕,能缓解寒湿呕逆的症状。另外,豆蔻有化湿行气之效,"脾健不在补贵在运",豆蔻和藿香相配能改善脾胃运化功能,促进正常的水谷运化。诸药合用,攻补兼施、寒温并济、升降相因,体现许尤琪教授组方严谨,用药温而不燥、补而不壅、攻而不峻、滋而不腻的特色。

病案四:胃癌晚期靶向治疗

张某,男,73 岁。

主诉:2020 年 3 月无明显诱因下出现阵发性腹痛,餐后尤甚,胃镜示:胃窦黏膜粗糙,后壁及小弯侧见巨大不规则溃疡,延及部分胃角,周围黏膜堤样隆起,表面覆污苔,部分活检质硬。病理示:胃窦中-低分化腺癌。全腹部 CT 示:胃窦壁增厚,明显强化,周围多枚肿大淋巴结,考虑 CA 伴淋巴结转移可能。肝内多发低密度,考虑转移可能大。基因检测:PD-LI 1%～5%(阳性)、HRBB2 扩增。2020 年 9 月 11 日、10 月 4 日予"奥沙利铂＋替吉奥"化疗。2020 年 10 月 31 日、11 月 19 日予"赫赛汀＋纳武利尤单抗＋奥沙利铂＋替吉奥"靶向、免疫联合化疗 2 周期。2022 年 1 月 22 日复查胸腹部 CT 增强显示:胃窦部壁不规则增厚,符合胃癌,较前(2021 年 10 月 29 日)进展;胃窦周围、肝胃间隙及主动脉周围多发转移淋巴结,较前增多、增大;肝脏转移瘤,较前增多、增大;两肺多发实性结节,较前增多、增大,考虑转移。2023 年 2 月 7 日因上腹部绞痛、不能进食伴恶心呕吐至江苏省中医院查全消化道造影示:胃窦部病变、幽门管梗阻,2 月 11 日行三腔喂养管置入术。2023 年 3 月 4 日、3 月 28 日、4 月 14 日行"维迪西妥单抗,150 mg"靶向治疗,2023 年 5 月 3 日、5 月 20 日、6 月 7 日、6 月 28 日、7 月 15 日行"维迪西妥单抗,135 mg"靶向治疗。

一诊(2022 年 5 月 6 日):患者神志清,精神可,形体消瘦,空肠营养中,胃减压管通畅,减压管中引流出少量液体,无发热寒战,无恶心呕吐,无咳嗽咯痰,无头痛头晕,无胸闷心慌,睡眠一般,二便正常。舌淡红,苔白腻,脉细数。

辨证:脾气虚证。治法:补气健脾。

拟方:香砂六君子汤加减:砂仁(3 g)1 包,木香 6 g,太子参 15 g,麸炒白术 15 g,茯苓 9 g,蜜炙甘草 5 g,蜜炙黄芪 15 g,仙鹤草 15 g,白花蛇舌草 15 g,山药 15 g,白扁豆 15 g,法半夏 9 g,陈皮 6 g,麦冬 10 g,合欢花 10 g。7 剂,水煎,空肠营养管注入。

木香、砂仁行气化湿,太子参、白术、茯苓、甘草、黄芪益气健脾,仙鹤草、白花蛇舌草补虚抗肿瘤,山药、白扁豆健脾,半夏、陈皮化痰除湿,麦冬养阴生津,合欢花疏肝理气。

二诊(2022 年 6 月 4 日):嗳气时作,恶心未吐,大便解。

原方加旋覆花 9 g、代赭石 3 g 以和胃降逆。

三诊(2022 年 7 月 4 日):腹胀伴口干、舌红,无明显嗳气。

前方去旋覆花、赭石,加佛手 10 g、玉蝴蝶 3 g、大腹皮 15 g 理气除痞,黄精 10 g、灵芝 10 g 补中疗虚。

四诊(2022 年 8 月 2 日):诸症平稳。

上方加浙贝母、玄参以化痰散结。

【按语】 患者胃癌晚期,许老强调固护脾胃为本,以扶正祛邪、健脾益气为治疗大法,不用大毒大攻之品,不用苦寒败胃之药及滋腻碍胃之剂,以平和之法固护后天之本,调整机体功能。一诊方中太子参配炒白术益气健脾,山药加白扁豆健脾和中,白花蛇舌草合仙鹤草清热解毒。陈皮治百病,总是取其理气燥湿之功,同补药则补,同泻药则泻,同升药则升,同降药则降,为两经气分之药,"但随所配而补泻升降也",配半夏、茯苓以燥湿化痰。砂仁气味辛温而芬芳,香气入脾,辛能润肾,为开脾胃之要药,和中气之正品,若兼肾虚,气不归元,非此为向导不济,配伍木香可用于脾胃气滞、脘腹胀满。癌症患者多焦虑,临证时尤其注重舒畅情志,用药时常配以疏肝理气之品如玫瑰花、合欢花等药物。二诊时患者出现嗳气恶心时作,给以旋覆代赭之意,旋覆花性温能下气消痰,降逆止嗳,宣降肺胃之气,消痰行水。代赭石质重沉降,能镇胃气之上逆,平肝气之横强,治胃而兼治肝,但味苦气寒,故用量稍小,中病即止。三诊时患者口干,因幽门梗阻长期行三腔管植入(减压+空肠营养),喉间干燥,玉蝴蝶归属肝胃肺经,功效清肺利咽、疏肝和胃,可以用于风热咳嗽、声音嘶哑、咽喉疼痛、燥热等导致肝气胃气上逆的疼痛。四诊时用药中浙贝母和玄参是许教授常用的化痰散结药对之一。浙贝母擅化痰散结,清热消肿。《别录》曰:"浙贝母主癥瘕……泄热散结。"玄参性味苦咸,咸能软坚散结,亦能清热凉血。《本经》:"主腹中寒热积聚。"二者合用,取消瘰丸之义,避免无形之痰进一步形成有形之积。浙贝母和玄参的药对治疗胃癌伴有淋巴结肿大或转移患者,起到化痰消肿、软坚散结的作用。

患者晚期胃癌,Her-2阳性,使用维迪西妥单抗治疗,此药是一种抗体药物偶联剂,属于靶向药物之一,兼具抗体靶向性和小分子药物杀伤性的特性,以肿瘤表面的Her-2蛋白为靶点,精准识别和杀伤肿瘤细胞。常见的不良反应有血液毒性、转氨酶升高、感觉麻木或减退、乏力等,本例患者使用维迪西妥单抗治疗期间不良反应主要表现为乏力,随诊期间间断加用黄芪、仙鹤草等药物。

病案五:胃癌免疫治疗

王某,男,63岁。

主诉:2020年12月27日因"食欲减退"查胃镜示:胃占位。病理:考虑腺癌。12月30日腹部CT:胃体及胃窦部小弯侧胃壁僵硬、增厚,伴胃周多发大小不等淋巴结,考虑胃癌伴淋巴结转移。2021年1月6日、2月1日行动脉介入化疗(盐酸表柔比星+依托泊苷+奥沙利铂甘露醇),出院后继续口服替吉奥胶囊。2021年3月8日全腹部CT平扫+增强显示:贲门及胃小弯侧胃壁增厚伴异常强化。2021年3月12日行"肠粘连松解术+腹腔淋巴结清扫术+全胃切除术伴食管空肠吻合术",术后胃切除标本病理回示:(1)胃小弯侧溃疡型腺癌,中-低分化腺癌与低黏附性癌的混合表型,伴化疗后反应(2级,残留癌灶伴显著纤维增生),肿瘤大小7.5 cm×6 cm×2 cm,Lauren分型:混合型,癌组织侵及浆膜下纤维脂肪组织,可见脉管癌栓。(2) 查及胃小弯侧淋巴结 12/27 枚、大弯侧淋巴结 2/7 枚,见癌转移(14/34),并见癌结节 3 枚。病理分期:yⅢB(T3N3acM0)免疫组化:肿瘤细胞表达 Her-2(约 10% 2+);pMMR。2021 年 4 月 10 日行第一周期化疗,具体方案为"紫杉醇脂质体+奥沙利铂+替吉奥"。患者化疗反应重,替吉奥未服用完。2021 年 5 月 19 日行"紫杉醇脂酯体+替吉奥"化疗(替吉奥间断服用)。化疗后出现Ⅲ度骨髓抑制(白细胞减少),对症处理后好转。2021 年 6 月 10 日、7 月 4 日行"紫杉醇酯质体"单药化疗 2 周期。10 月 22 日复查全腹部 CT 平扫+增强显示:(1) 胃癌术后改变;(2) 肝脏多发低密度影,较前(2021 年 6 月 8 日)新增,转移可能;(3) 脾脏低密度灶,较前增多,转移可能;(4) 附见左侧胸腔少量积液,前下纵隔多发小淋巴结。考虑病期进展,给以"卡培他滨+甲磺酸阿帕替尼+替雷利珠单抗"口服化疗+靶向+免疫治疗 1 周期。2021 年 11 月 10 日患者初次来我院就诊。

一诊(2021 年 11 月 10 日):患者形体消瘦,头晕间作,周身乏力,纳食较少,嗜厚甘辣味之品,上腹部不适,无胸闷心慌,无发热恶寒,无咳嗽咯痰,无明显反酸,无恶心呕吐,无腹胀腹痛腹泻,大便不成形,小便畅,夜寐不佳,舌淡白少苔边有齿痕,脉细滑。

辨证:脾虚痰浊证。治法:健脾化湿祛痰。

拟方:黄芪 30 g,仙鹤草 30 g,薏苡仁 30 g,莪术 9 g,白花蛇舌草 30 g,石打穿 30 g,鸡血藤 30 g,当归 12 g,玄参 15 g,浙贝母 15 g,杜仲 15 g,牛膝 15 g,枸杞子 15 g,甘草 5 g,神曲 15 g,麦芽 15 g,山楂 15 g。

黄芪、仙鹤草、薏苡仁益气健脾,补益中焦为君;玄参、浙贝母化痰散结,莪术、当归、鸡血藤活血化瘀,共为臣药;佐以石打穿、白花蛇舌草解毒抗癌,杜仲、牛膝、枸杞子补肾填精,甘草调和诸药。全方共奏健脾化痰、抗癌解毒,兼顾活血滋肾之功。

二诊(2021 年 11 月 25 日):腹胀,嗳气觉舒,食欲差。

前方加砂仁 6 g、枳壳 10 g。

三诊(2021年12月13日):患者行阿帕替尼加替雷利珠单抗治疗第2周期,因白细胞血小板低,停卡培他滨口服。

前方加菟丝子12 g,熟地黄15 g。

四诊(2021年12月30日):乏力明显,形体消瘦,舌暗红少苔脉细弱。

原方加生晒参10 g、黄精15 g、枳壳10 g、瓜蒌皮25 g。

【按语】《证治汇补》云:"脾虚不运痰浊,停滞津液而痰生。"脾虚不运,水湿停滞,凝而成痰。痰作为一种病理产物,同时也是致病因子,在晚期胃癌患者疾病发生发展和预后转归中具有重要影响。许教授认为,脾为生痰之源,脾虚则津液停滞,积聚成痰,痰凝湿聚,兼夹气滞血瘀而胶结凝聚成块,如此循环往复,发为癌肿。且"痰之为物,随气升降,无处不到",痰浊可以通过气血经络而动,上至巅顶,下至涌泉,周身内外,五脏六腑,四肢百骸,无所不至,这与胃癌的复发转移具有相似性。痰之胶着、黏腻之性亦是胃癌发生复发转移的重要原因。"结者散之",许教授在临床上总结出了化痰五法:第一是健脾化痰。脾为生痰之源,脾健则气血畅,津液行,湿气除,常用党参、白术、黄芪、仙鹤草健脾化痰,取四君子汤之义,顾护脾胃之气,从而达到化痰之效,临床用于症见疲劳乏力,倦怠,纳食不佳,胃脘满闷,舌淡苔腻,脉细滑者。第二是行气化痰。"自气成积,自积成痰",故善治痰者,应不治痰而治其气,气顺则痰易消,气化则痰亦化。许老常用枳壳、陈皮、砂仁、紫苏梗等质轻之品调畅气机,行气化痰,用于症见胸闷不适、脘腹胀痛、泛酸、胁痛、舌薄白、苔腻、脉细弦的患者。第三是温化寒痰。阳气不足则痰湿无以化散,"病痰饮者,当以温药和之"。常用猫爪草、半夏、吴茱萸、桂枝、干姜等温阳化痰,用于症见胃脘部冷痛、腹胀或伴有腹水、手足不温、舌淡红、苔白滑、脉弦滑或细沉的患者。第四是清化热痰。气滞日久,郁而化热津凝成痰,且很多患者偏嗜肥甘厚腻之品,积而化热,因此许老同样强调清热化痰,临床常用浙贝母、玄参、半枝莲、蒲公英等治疗症见口苦口干、咯痰不爽、嗳气、舌苔黄腻的患者。

第五是渗湿化痰。水湿不利则成痰，脾喜燥而恶湿，常用甘淡渗利之品如茯苓、猪苓、薏苡仁利水消肿，祛湿化痰，用于临床表现为胸膈满闷、纳差、呕吐痰涎、舌淡红、苔薄白腻、脉细滑的患者。

二诊时方中加用砂仁和枳壳，这是许老常用的一对行气药。《本草发挥》云：砂仁"主心腹痛，下气，消食"。《开宝本草》形容枳壳："散胸膈痰，安胃。"中焦气机调畅对于胃癌的治疗非常重要，应顺应脾气升清与胃气和降的关系，否则会出现气滞食阻、脾失健运、胃失和降，临床表现为胃脘胀满或者腹胀、纳少、嗳气、呃逆等情况。砂仁醒脾和胃，枳壳行气宽中，临床上许老用此药对使得气机调和，脾升胃降，从而达到脾健而胃和之效。

三诊时方中菟丝子和熟地黄是许老常用的一对滋肾药。《本草经疏》言菟丝子为"补脾肾肝三经要药，益气力"，具有补而不峻、温而不燥、平补阴阳的特点。《本草纲目》云熟地黄"填骨髓，生精血，补内伤不足"。久病及肾，肾者，胃之关也。胃癌患者因久病体虚，正气不足，元阴元阳亏虚，胃癌行化疗患者，药毒伤及骨髓，容易导致贫血等问题发生。许老临床用菟丝子、熟地黄药对治疗胃癌体虚伴有腰痛、耳鸣、头昏的患者，使得肾气充沛，正气存内。同时肾主骨，主生髓藏精，此药对也常被用于伴有疲劳乏力、面色少华、心悸、贫血表现的患者，以达到益精填髓、气血充足之效。

四诊时患者免疫相关性疲乏是因"免疫药毒"的湿热毒邪久积人体，耗伤人体先后天之本，以致气血生化乏源，一身阴阳俱虚，发为疲劳、贫血等，治当培元固本、补气养血、滋阴补阳。对于疲劳、贫血为气血亏虚相关不良反应，应防治并重，内外兼治，内治可选用参类、阿胶、当归、山药、扁豆、大枣及玉屏风散、生脉饮、养血饮、复方阿胶浆、八珍汤等中药复方内服治之。外治可选用百会、气海、足三里、三阴交等穴位进行针灸，也可以应用艾灸、拔罐、刮痧、按摩等治疗手段，重建阴阳平衡，改善气血亏虚，恢复机体正常状态，预防气血亏虚相关不良反应的发生。

——— 许·师·点·评 ———

胃癌术后辅助化疗的患者，常因化疗药物的毒性反应，加之术后
患者气血及脾胃亏虚，易致脾气亏损、湿毒蕴结，当健脾化湿而治之。
胃癌术后复发转移以脾虚痰瘀互结为主，当以健脾化痰散结治之。

胃癌术后辅助化疗的患者，常因化疗药物的毒性反应，加之术后患者气血及脾胃
亏虚，易致脾气亏损、湿毒蕴结，当健脾化湿而治之。胃癌术后复发转移以脾虚痰
瘀互结为主，当以健脾化痰散结治之。

二、肠　癌

医案六则

病案一：肠癌术后中医辅助治疗

江某，女，57岁。

主诉：2020年10月30日患者因"肠癌"至南京楼医院行"经腹腔镜行直肠癌根治术＋子宫全切术＋双侧输卵管切除术"。术后病理示：乙状结肠切除标本，隆起型，1个，大小：2.5 cm×2.2 cm×1.8 cm。组织学类型：腺癌（ICD-0编码8140-3），2级（中分化），G1（1～4）低级别。浸润深度：肿瘤穿透固有肌层到达外膜。手术标本两端切缘、环周切缘未见癌组织累及。送检吻合圈2枚未见癌组织累及。脉管内见癌栓，未见癌组织侵犯神经。淋巴结：肠周淋巴结7/22枚见癌转移。AJCC第8版病理分期：IIIC（T3,N2b,cMO）。免疫组化：癌细胞表达EGFR（＋），VEGF（－），VEGFR2（－），MLH1（＋），MSH2（＋），MSH6（＋），PMS2（＋），Her-2（Sto）（＋＋），Ki67（约60%＋），PD-L1（SP142）（肿瘤细胞－，间质免疫细胞约1%＋）。术后2020年11月28日起行XELOX方案（奥沙利铂＋卡培他滨）辅助化疗8次。

一诊（2020年12月15日）：患者出汗多，形体偏瘦，无心慌，无口干，无明显腹胀腹痛，无胃脘不适，纳可，睡眠欠佳，大便日行2～3次，偏稀，小便较多，舌淡红苔白腻，脉细。

辨证：脾虚湿滞证。治法：健脾益气，助运化湿。

拟方：党参15 g，麸炒白术12 g，山药10 g，茯苓10 g，墓头回15 g，猫爪草15 g，夏枯草15 g，麸炒薏苡仁30 g，地骨皮15 g，酒萸肉10 g，枸杞子 15 g,石打穿 15 g,炒酸枣仁 15 g,芡实 10 g,陈皮 6 g,生甘草 3 g,穿山龙 15 g,蜜远志 10 g,炒决明子 10 g。14 剂,水煎服,1 剂/日,早晚分服。

党参、白术、山药、甘草、芡实健脾益气,茯苓、薏苡仁健脾祛湿,陈皮理气健脾和胃,酸枣仁、远志养心安神,夏枯草、墓头回清热解毒抗癌,猫爪草、石打穿软坚散结,地骨皮清虚热,酒萸肉、枸杞子滋阴补肾,穿山龙祛湿通络,炒决明子润肠通便。

二诊(2021 年 1 月 5 日):患者诉出汗明显减少,口干,偶有肛门坠胀感,大便黏滞不尽,出现大便带血 2 次,饮食一般,睡眠较前改善,小便调,舌淡红苔白,脉弦细。在上方基础上去掉芡实,加拳参、地榆炭、槐米清热祛湿止血,生地养阴生津,大血藤、重楼清热止痛。

拟方:党参 15 g,生白术 12 g,山药 10 g,茯苓 10 g,墓头回 15 g,猫爪草 15 g,夏枯草 15 g,生薏苡仁 30 g,地骨皮 15 g,酒萸肉 10 g,枸杞子 15 g,石打穿 15 g,炒酸枣仁 15 g,陈皮 6 g,生甘草 3 g,穿山龙 15 g,蜜远志 10 g,炒决明子 10 g,拳参 15 g,地榆炭 15 g,槐米 10 g,生地黄 15 g,大血藤 15 g,重楼 10 g。14 剂,水煎服,1 剂/日,早晚分服。

三诊(2021 年 2 月 18 日):患者诉偶有虚汗,大便日行 1 次,质稍黏,饮食尚可,睡眠可,小便调,舌淡红,苔白,脉细。

在上方基础上加麻黄根 10 g、碧桃干 10 g 以固表敛汗,醋五味子 6 g 以补肾益气,白英 15 g 以利湿消肿,醋莪术 15 g 以破血消癥,姜半夏 10 g 以燥湿散结。共 14 剂。

四诊(2021 年 3 月 10 日):患者诉夜间时有虚汗,怕热,口干,肛门坠胀感较前减轻,大便尚成形,大便日行 1～2 次,有便意感,无腹痛腹泻,无畏寒发热,精神可,纳寐可,小便调,舌暗红,苔薄,脉细弱。

在一诊方药基础上加预知子 15 g 以理气散结,佩兰 10 g 以醒脾开胃,银柴胡 10 g 以清虚热,北沙参 15 g 以养阴生津,苍术 10 g 以燥湿散寒。共 14 剂。

五诊(2021 年 3 月 25 日):患者诉偶有咳嗽,无明显出汗,无腹胀腹痛,无恶寒发热,纳眠可,二便正常,舌淡红,苔白,脉细。

在上方基础上加苦杏仁 15 g 以降气止咳,14 剂。后患者门诊随诊,病情稳定。

【按语】 肠癌术后恢复主要有以下两个问题:一是怎样防止复发;二是术后各种不适症状,如大便次数或频繁溏泄,或干燥便秘,肛门坠胀,里急后重,肛门疼痛,臀、骶、会阴疼痛,小便异常等等怎样治疗。化疗是以毒攻毒的治疗方法,它并不能改变大肠癌的疾病病因病机,也不能减少术后诸多病症。而中医辨证用药针对邪去正虚证、余邪未尽证、阴虚湿热证、寒热错杂气血凝滞证都有很好的治疗效果,对肠癌术后尤其是辅助化疗后的康复具有明显优势。

该患者肠癌术后,正气未复,脾胃虚弱,素体皆虚,且易有火热毒邪侵袭机体,湿热下注蕴结肠道,气血运行不畅,结合四诊资料,辨证为脾虚湿滞,夹有湿毒。正如《六因条辨·伤湿辨证》说:"夫湿乃重浊之邪,其伤人也最广。"党参补益脾胃之气,白术、茯苓、薏苡仁健脾祛湿。《本草正义》中记载党参"力能补脾养胃,润肺生津,健运中气,本与人参不甚相远",《本草汇言》中说"白术乃扶植脾胃,散湿除痹,消食除痞之要药",两药相配使"土旺则精微上奉,浊气善除,糟粕下输"。且党参养血生津有利于制约白术温燥之性,茯苓久服安魂养神,薏苡仁阳明药也,能健脾益胃,夏枯草,微辛而甘,故散结之中,兼有和阳养阴之攻,肾为先天之本,脾为后天之本,先天温养后天,后天滋养先天,酒萸肉、枸杞子补肾,诸药合用,帮助肿瘤术后患者扶正固本,提高生存质量。目前患者单纯中药治疗 2 年余无复发转移。

病案二:肠癌同时性肝转移

奚某,男,58 岁。

主诉:2021 年 3 月 11 日患者查肠镜示:乙状结肠癌。全腹部 CT 提示乙状结肠肠壁局部增厚,管腔狭窄,肝右叶多发结节样低密度病灶,考虑乙状结肠癌同时性肝转移。基因检测提示 TP53、KRAS 突变。2021年3月26日行第一次肝动脉灌注化疗术。2021年3月29日开始行一线贝伐珠单抗＋XELOX方案治疗5个周期。2021年7月22日在全麻下行乙状结肠癌根治术，肝脏转移灶未切除，术后病理：结肠癌（根治术）切除标本：中分化腺癌，癌组织侵及深肌层；上、下切缘阴性；周围淋巴结(1/4)可见癌转移。术后28天复查腹部CT提示肝脏转移灶较前明显进展。2021年9月12日开始予二线贝伐珠单抗＋伊立替康＋雷替曲塞化疗5个周期。

一诊(2021年9月24日)：患者乏力，肛周坠胀感，时有腹部胀痛，纳食一般，寐可，大便日行1次，质偏干，小便正常，舌质红，苔白腻厚，脉细涩。

辨证：脾虚痰凝。治法：健脾化痰，解毒散结。

拟方：许尤琪主任肠癌经验方"通泰合剂"加减：生黄芪30 g，炒薏苡仁30 g，醋莪术9 g，白花蛇舌草30 g，鸡血藤15 g，炒芥子9 g，麸炒白术12 g，墓头回9 g，仙鹤草15 g。14剂，水煎服，1日1剂，早晚分服。

方中黄芪、白术健脾益气扶正，薏苡仁健脾利湿，莪术行气消积，鸡血藤活血补血，炒芥子补肾化痰，墓头回清热燥湿，仙鹤草清热解毒，蛇舌草清热散结。

二诊(2021年10月17日)：患者诉腹胀较前缓解，仍有肛周坠胀感，胃纳好转，寐可，舌质红，苔白腻厚，脉细，今在上方基础上去黄芪、薏苡仁、莪术、蛇舌草、鸡血藤、芥子，加党参、白术、山药健脾益气，茯苓健脾利湿，陈皮理气健脾，鸡血藤、丹参、川芎活血行气兼补血，败酱草清热解毒，大枣缓和药性、养血益气，蜜炙甘草调和诸药。

拟方：麸炒白术15 g，麸炒白芍15 g，茯苓15 g，丹参10 g，党参15 g，陈皮3 g，山药15 g，桔梗6 g，大枣15 g，川芎10 g，鸡血藤10 g，仙鹤草15 g，蜜炙甘草3 g，败酱草8 g，墓头回10 g。14剂，水煎服，每日1剂，早晚分服。

三诊(2021年11月16日)：患者诉腹胀明显缓解，有轻微肛周坠胀感,程度较前改善,纳食尚可,大便日行一次,舌暗,苔白,脉细弦。

上方加薏苡仁 30 g 健脾行气,共 28 剂。

四诊(2021 年 12 月底):患者诉诸症好转,纳可,大便一日 2 行,成形,舌淡,苔薄白,脉细。效不更方,原方继服 14 剂。

后患者化疗期间,坚持口服中药治疗,化疗期间无明显纳差、全身乏力等不适,后门诊随诊,基本情况稳定。

【按语】 患者素体脾虚,外感六淫,饮食不节,以致脾失健运,痰湿内生,日久化瘀,痰湿毒瘀互结于肠发为大肠癌,四诊合参,辨病为"肠癌",辨证为脾虚痰凝证,符合本虚标实之病机。一诊时患者化疗反应较大,予通泰合剂减缓化疗后的恶心呕吐、腹泻症状,需提高化疗的耐受性和完成度,方中蟇头回、红藤药对能明显减轻肠道病变部位的炎症反应,从而延迟癌肿的发生与发展,改善患者生存质量。二诊时予党参、白术、山药健脾益气,茯苓健脾利湿,陈皮理气健脾,鸡血藤苦甘温,《饮片新参》载其:"去瘀血,生新血,流利经脉。"丹参、川芎活血行气兼补血,败酱草清热解毒,大枣缓和药性,养血益气,全方共奏扶正化瘀解毒散结之功效。

"肝为百病之贼""脾为五脏之本"。围绕大肠癌肝转移所致肝脾两虚、痰瘀毒结的基本病机,许尤琪教授确立了调和肝脾、减毒消癥的治疗原则,制定了经验方通泰合剂,灵活运用补脾气、温脾阳、健脾运、养肝血、柔肝阴、平肝阳、清肝热、解肝郁、抗癌、解毒、散结、消癥。诸法合用,肝脾同治,以平为期。

病案三:肠癌靶向治疗后不良反应

杨某,男,79 岁。

主诉:2022 年 4 月至江苏省第二中医院查癌胚抗原:58. 41 ng/mL。胸腹增强 CT 显示:(1) 直肠占位,考虑恶性,直肠癌可能,建议肠镜检查;(2) 乙状结肠癌术后改变;(3) 右下肺占位,考虑恶性,M 可能大。肠镜检查:直肠肿瘤结肠黑变病;常规病理:"直肠"活检:见少量异型腺体结构紊乱,结合临床(含内镜所见)及免疫组化标记,考虑为腺癌。2022年5月31日行腹腔镜直肠切除术+腹腔镜下结肠造口术+肠粘连松解术+盆腔粘连松解术+盆腔引流术+输尿管镜下导丝置入术。常规病理:"直肠癌切除标本":(1)"直肠(肿物,大小约1.3 cm×1 cm×0.7 cm)":腺癌(中分化),累及肠壁全层,侵犯神经,癌组织紧靠一侧切缘,另侧切缘未见癌组织累及;周围淋巴结(0/11)未见癌组织累及。(2)肠黏膜固有层内见组织细胞伴色素沉积,符合黏膜黑变病。免疫组化:肿瘤细胞示CK7(1+),Her-2(−),Ki67(约90%+),MLH1(3+),MSH2(3+),MSH6(3+),PMS2(3+),CD34(脉管+),D2-40(脉管+),S100(神经+)。基因检测示:KRAS、NRAS、BRAF野生型,PD-L1阴性。术后结合患者体重及耐受性,2022年7月6日开始行西妥昔单抗+卡培他滨治疗8周期,后西妥昔单抗单药维持治疗至今。

一诊(2022年7月13日):患者诉腹胀明显,纳差,寐可,无恶心呕吐,无腹泻,小便量少,大便自造瘘口处排出,舌淡红,苔白腻,脉弦细。

辨证:脾虚湿困证。治法:补气健脾,化湿利水。

拟方:太子参15 g,生晒参10 g,蜜炙黄芪15 g,茯苓15 g,陈皮6 g,山药15 g,麸炒薏苡仁15 g,生地黄15 g,丹参15 g,红花10 g,干石斛15 g,醋三棱10 g,醋莪术10 g,蜜炙甘草3 g,炒酸枣仁15 g,首乌藤15 g,蜜远志10 g,盐补骨脂10 g,当归10 g,炒稻芽15 g,炒麦芽15 g。14剂,水煎服,1剂/日,早晚分服。

方中太子参、生晒参、炙黄芪益气健脾,茯苓、山药、薏苡仁健脾利湿,陈皮理气和中,当归补血养血,丹参、红花活血化瘀,生地黄、石斛滋阴生津,三棱、莪术解毒抗癌,炒酸枣仁、首乌藤、蜜远志安神助眠,补骨脂补肾固本,炒稻芽、炒麦芽助消化,蜜炙甘草调和诸药。

二诊(2022年8月10日):患者腹胀明显改善,纳食尚可,无咳嗽咳痰,手足出现皲裂,全身皮肤见散在不规则皮疹,局部皮肤干燥脱屑,局部破溃结痂,考虑是西妥昔单抗所致手足综合征不良反应。舌淡红,苔白腻,脉弦细。予中药内服并外用浸泡。具体方药如下:熟地黄 15 g,酒萸肉 15 g,丹参 15 g,山药 15 g,泽泻 15 g,茯苓 15 g,麸炒白芍 15 g,川芎 15 g,麸炒白术 15 g,蜜炙甘草 6 g,党参 15 g,红参 10 g,陈皮 3 g,当归 10 g,枸杞子 15 g,炒鸡内金 6 g。14 剂,水煎服,1 剂/日,早晚分服。

方中山药、白术、茯苓、泽泻、陈皮健脾益胃、燥湿渗湿,熟地黄、酒萸肉滋阴补血、益精填髓,丹参、川芎活血化瘀、通经止痛,白芍养血调肝、柔肝止痛,党参、红参大补元气、补脾益肺,当归、枸杞子补血活血、滋肾补肝,鸡内金健胃消食,炙甘草调和诸药。

同时予中药浸泡消肿生肌、消炎润肤,方中乳香、没药、地肤子消肿生肌,苍术、黄柏清热燥湿,乌梅、红花、独活、牛膝、鸡血藤、木瓜活血通络止痛。具体方药如下:醋乳香 10 g,地肤子 5 g,麸炒苍术 10 g,盐黄柏 10 g,醋没药 10 g,醋制乌梅 5 g,红花 10 g,独活 10 g,川牛膝 10 g,鸡血藤 10 g,木瓜 10 g。14 剂,水煎后药液浸泡手足,每日 2 次,1 日 1 剂。

三诊(2022 年 9 月 15 日):患者诉腹胀改善,无反酸嗳气,咳嗽间作,咯白色黏痰,活动后轻微气喘,考虑肺转移病灶所致,手足皲裂及皮肤皮疹较前稍有改善,仍有全身皮肤瘙痒,舌淡红,苔白腻,脉弦细。

调整中药,加用百部、紫菀以止咳化痰,具体如下:熟地黄 15 g,山药 15 g,丹参 10 g,泽泻 15 g,茯苓 15 g,猪苓 15 g,麸炒薏苡仁 30 g,党参 10 g,炒酸枣仁 15 g,蜜远志 10 g,麸炒白术 15 g,麸炒白芍 15 g,蜜炙百部 15 g,蜜紫菀 10 g,川芎 10 g,蜜炙甘草 3 g。14 剂,水煎服,1 剂/日,早晚分服。

方中山药、白术、茯苓、泽泻、猪苓、薏苡仁健脾益胃、燥湿渗湿,熟地黄、山药滋阴补血、补益肝肾,丹参、川芎活血化瘀、通经止痛,白芍养血调肝、柔肝止痛,党参大补元气、补脾益肺,酸枣仁、远志养心安神,甘草调和诸药。

患者全身散在皮疹减少,皮肤脱屑面积减少,手足皲裂明显好转,时有手足发凉,结合舌脉调整中药熏洗方,具体如下:地肤子10 g,苦参8 g,炒川楝子8 g,花椒5 g,艾叶8 g,酒肉苁蓉10 g,干姜8 g,白芷8 g,生黄芪8 g。14剂,水煎后药液浸泡手足,每日2次,1剂/日。

方中地肤子、苦参燥湿,川楝子止痛,花椒、艾叶、肉苁蓉、干姜温通经脉,白芷祛湿解毒,黄芪益气。

【按语】 手足综合征是化疗及靶向治疗引起的一类常见不良反应,虽不会造成生命危害,但手足皮肤麻木、皲裂疼痛感明显,全身多处皮疹导致大部分患者对治疗的耐受性降低。中药浸泡可直接作用于病位,持久浸泡让患处更好吸收药物,达到舒筋活络之效。抗肿瘤治疗药物作为性味、药性猛烈之物,日久则伤及正气,损及气血,"气不至则麻、血不荣则木",麻木的发生均与气血、阴阳相关,因此治疗以活血通络止痛为主,使手足综合征患者"血足痹自舒,气畅痛自止"。

西安昔单抗相关性皮疹即药疹,中医学又称为"药毒疹"。关于皮疹的病因病机,《素问·生气通天论》中有"劳汗当风,寒薄为皶,郁乃痤"的描述,是指邪气郁于肌肤腠理而致皮疹。中医理论认为,发病的病因病机总体由禀赋不耐,邪毒侵犯,复因感受药物特殊之毒所致。外邪侵袭腠理,郁而化热,耗血伤阴,血虚生风化燥,肌肤失养;或禀血热之体,受药毒侵扰,燔灼营血,外发皮肤,内攻脏腑;或禀湿热之体,体内湿热蕴蒸,郁于肌肤;病久药毒灼伤津液,肌肤失养。本病由药毒及外界之虚邪贼风所致,概而言之,主要为"风、热、湿、毒、瘀"等郁于皮肤而发为药疹。

按中医辨证,皮疹的证型主要为肠胃湿热证,表现为颜面、胸背皮肤油腻,皮疹红肿疼痛,或有脓疱,伴有口臭、便秘、小便黄、舌红苔黄腻、脉滑数等症状。综上所述,可采用清热、凉血、解毒作为遣方用药的治法原则。消疹止痒汤方用于治疗痤疮样皮疹,其主要组成为黄柏、苦参、徐长卿、地肤子、白鲜皮、百部、山楂、乌梅、当归、飞扬草等。根据具体情况加减:瘙痒严重者,可加蝉衣、薄荷(后下);热毒较甚者,可加连翘、金银花等;皮疹色暗、皮损经久难愈者,可加乳香、没药等。

诸药合用,共奏清热、凉血、解毒之效。通过中药湿敷,可以直接作用于患处,药物成分透过皮肤或黏膜吸收,渗透机体并扩散,循行经络血脉,由表及里产生以发挥药效,更加直接迅速。此方法经济安全,避免了口服用药而加重患者的胃肠道反应,也易于护士、患者和家属掌握,适用于住院或者出院后间歇期在家休息的患者。

病案四:肠癌术后复发转移放化疗

裴某,女,65 岁。

主诉:2018 年 4 月因直肠息肉于鼓楼医院行肠镜下黏膜剥离术,术后病理示:管状腺瘤伴高度上皮内瘤变、癌变,术后未予化疗。2021年 9 月 6 日因盆腔占位及两肺多发磨玻璃密度结节,行盆腔肿块及肺穿刺活检术,病理:腺癌中分化,免疫组化表达肠上皮标记,首先考虑肠癌转移。免疫组化标记结果:Muc2(＋);MUC5AC 灶区(＋/－);CK20(－),CK7(－);TTF-1(－);NapsinaA(－);CDX-2(＋);SATB-2(＋);Ki-67(＋)30％,PD-L1(CPS 评分 1);PAX-8(－);Villin(＋)。基因检测:KRAS、NRAS、BRAF 野生型,MSS,TP53 突变,pMMR,TMB-L,PD-L1 TPS:<1％。诊断为直肠癌复发,肺及盆腔转移。2021 年 9 月 28 日开始行西妥昔单抗＋FOLFOX 方案治疗6 周期,2022 年 2 月 21 日于江苏省肿瘤医院开始行盆腔肿瘤放疗,局部骶前病灶处 DT60Gy/30f,盆腔淋巴引流区 DT45Gy/25f。放化疗过程中出现Ⅲ度骨髓抑制。

一诊(2022 年 3 月 21 日):患者诉身困乏力,右侧手臂肌肉酸痛,左侧不显,双手及双足皮肤干裂脱皮,无恶心呕吐,无发热恶寒,纳食欠佳,食欲减退,睡眠一般,小便正常,大便尚调,无质稀,每日 1～2次,无黏液脓血,无明显腹痛,查血常规:白细胞计数 $1.5×10^9$/L,红细胞计数 $2.16×10^{12}$/L,血红蛋白 70 g/L,中性粒细胞计数 $0.8×10^9$/L,血小板计数 $40×10^9$/L。舌暗红,苔黄腻,脉弦细。

辨证:湿热壅结。治法:清热利湿化瘀。

患者放疗后骨髓抑制,白细胞、血红蛋白、中性粒细胞、血小板均明显下降,乏力明显,同时伴有靶向药物所致手足皮肤不良反应,治疗予养阴润燥、益气养血为主,注重扶正。

拟方:生黄芪20 g,醋莪术10 g,重楼12 g,天冬10 g,仙鹤草30 g,法半夏10 g,炒鸡内金10 g,焦山楂10 g,生晒参10 g,生牡蛎30 g,连翘20 g,熟狗脊10 g,桂枝10 g,麸炒白芍20 g,鸡血藤12 g,土贝母12 g,玄参15 g,夏枯草15 g,续断10 g,三七6 g,怀牛膝30 g。14剂,水煎服,1剂/日,早晚分服。

方中生晒参、黄芪、仙鹤草补虚扶正,鸡血藤、怀牛膝、三七活血化瘀,狗脊、桂枝、续断祛风湿强筋骨,连翘、玄参、重楼清热解毒,莪术、夏枯草散结消肿,鸡内金、焦山楂消食开胃,贝母、法半夏燥湿化痰,天冬养阴润燥,炒白芍敛阴平肝,牡蛎潜阳补阴。

二诊(2022年5月11日):服药后复查血常规:白细胞计数3.10×10^9/L,红细胞计数3.24×10^{12}/L,血红蛋白108.00 g/L,血小板计数100.00×10^9/L,左侧腰骶部连及左臀部酸痛,时感右侧季肋区皮肤麻木,胃脘部嘈杂不舒,偶有鼻塞流清涕,伴咳嗽,无咳痰,无恶心呕吐,无发热恶寒,纳食欠佳,食欲减退,睡眠一般,小便正常,大便尚调,无质稀,每日1~2次,无黏液脓血,无明显腹痛,近1月体重下降2 kg,舌暗红,苔黄腻,脉弦细,今在上方基础上去重楼、莪术、夏枯草,加土茯苓解毒除湿,地龙、土鳖虫活血化瘀,全蝎、蜈蚣祛风通络,独活、寄生祛风湿强筋骨,杜仲补肝肾壮腰膝,炒芥子燥湿化痰,醋青皮疏肝理气,龙骨、牡蛎潜阳补阴,海螵蛸制酸和胃。

方药如下:生晒参10 g,仙鹤草30 g,蜜炙黄芪30 g,生牡蛎30 g,生龙骨30 g,续断10 g,鸡血藤15 g,蜈蚣6 g,全蝎3 g,酒地龙20 g,川牛膝10 g,盐杜仲30 g,土鳖虫8 g,连翘20 g,玄参15 g,桂枝15 g,炒芥子10 g,法半夏9 g,川贝母6 g,海螵蛸20 g,浙贝母15 g,独活10 g,槲寄生10 g,醋青皮10 g,土茯苓15 g,蜜炙甘草10 g。14剂,水煎服,1剂/日,早晚分服。

三诊(2022年6月1日):患者诉药后效良,食欲佳,睡眠安,现时感腰膝酸软。

在上方基础上加女贞子12 g、菟丝子20 g、巴戟天20 g以补肾填精益髓。患者正气较前恢复,体质也明显改善,加半枝莲15 g、白花蛇舌草15 g、莪术10 g以清热解毒,逐体内残余毒邪。14剂。

四诊(2022年7月10日):复查血常规,指标恢复正常范围。纳寐安,体力渐复。患者服中药5月余,血常规指标在正常范围,且肿瘤未见进展。

【按语】 骨髓抑制是放化疗最常见不良反应,这是现代医学病名,但据其可能出现的倦怠乏力、心悸气短、脉虚无力、畏寒、肢冷、纳差、皮肤苍白或萎黄等症状,可将其归属于中医学"虚劳""血虚"等范畴。虚劳形成,多以先天不足、外邪内伤、饮食不当、病后失治误治导致。《金匮要略》言:"虚劳诸不足,风气百疾",《素问·评热病论》云:"邪之所凑,其气必虚",可见虚劳基本病机为脏腑气血阴阳虚损。恶性肿瘤化疗所致骨髓抑制的病因病机为脾胃受损、气血亏虚。基于骨髓抑制发病机制,重用黄芪甘温扶中、补气固表,并在补气的基础上有利水和"逐五脏间恶血通调血脉、流行经络"的作用;重用黄芪可补气生血,气旺则血充,利于骨髓造血功能的恢复;肿瘤发展过程中的消耗、术后放化疗带来的直接损伤等都导致了患者中焦脾胃的虚损,黄芪长于补中焦,中焦健则脾胃运化正常,利于机体的康复,因此化疗后骨髓抑制治疗原则以补益为主。

放疗是肿瘤治疗非常重要且有效的手段,但于放射线的电离破坏作用对癌细胞和正常组织是没有选择性的,因此会引起一系列的全身或局部的毒副反应。而应对这些不良反应恰恰是中医药疗法之长,中医的阴阳、寒热、虚实理论和清热解毒、清肺理气、益气健脾、滋肝补肾、养阴增液等法正是治疗放疗反应的法宝。中医认为放射线始终是一种火热阳毒,可以伤阴耗气、灼伤津液、损伤脾胃运化、影响气血生化之源。防治这些毒副反应要根据中医理论,辨证立法,处方遣药,根据不同部位和症候施治,对于顺利完成癌症患者的综合治疗方案、减轻放疗带来的痛楚、提高治疗率和生存率、改善生存质量等无疑是十分重要的。

病案五:肠癌术后伴肠梗阻

张某,男,48岁。

主诉:2021年3月16日因"大便带血6月余"至明基医院查肠镜示:乙状结肠距肛门20～25 cm处可见菜花样增生,阻塞肠腔。肠镜病理示:乙状结肠绒毛状腺癌。2021年3月22日于全麻下行"腹腔镜乙状结肠切除术＋盆壁结节活检术"。术后病理:(乙状结肠切除标本)隆起型,大小约5 cm×3 cm×2 cm,腺癌,其中80%为黏液腺癌,2～3级(中-低分化);TUOR BUDDING;不适用;肿瘤侵及浆膜;癌组织紧靠标本环周切缘,手术标本两端切缘及送检吻合圈2枚,未见癌组织累及,脉管内未见癌栓,未见癌组织侵犯神经。肠周淋巴结13枚未见癌转移(0/13);肠周见癌结节4枚;病理检查(检盆底结节切除标本)示:黏液腺癌组织。错配修复基因蛋白未见缺失 dMMR。AJCC第8版病理分期:IVA(T4b,N1c,M1a);免疫组化:癌细胞表达 EGFR(局灶＋),VEGF(局灶＋),MLH1(＋),MSH2(＋),MSH6(＋),PMS2(＋),Her-2(Sto)(＋＋),Ki67(约75%),PD-L1(SP142)(－),间质免疫细胞约3%;基因检测:KRASG13D 基因突变;未检测到NRAS、BRAF 基因突变;微卫星稳定(MSS)。2021年5月28日行"XELOX"化疗1次,后行"安维汀＋XELOX"化疗3次,复查肿瘤指标偏高。2021年9月8日调整方案为"伊立替康＋雷替曲塞"。期间腹壁包块持续增大,腹壁包块穿刺后病理示:黏液腺癌,考虑肠道转移可能性大。2021年11月8日腹部平片示:小肠梗阻伴扩张,较前2021年10月27日略进展。

一诊(2021年11月10日):患者诉后腰部酸痛,影响睡眠,时有腹胀腹痛,纳食欠佳不欲饮食,时有恶心,昨日呕吐一次,小便正常,排气较前减少,大便两日未解。近半年体重下降10千克。查体:全腹有压痛,肠鸣音减少,可闻及气过水声。舌质暗,苔白腻,脉细弱。

辨证:脾肾阳虚,湿浊内蕴。治法:温补脾肾,化湿降浊。

拟方:生大黄15 g,炒枳实10 g,姜厚朴10 g,芒硝10 g,金银花30 g,赤芍20 g,火麻仁30 g,炒决明子20 g,生甘草6 g,仙鹤草30 g。每日一剂,水煎后早晚灌肠。

方中大黄、芒硝泻下通便,火麻仁润肠通便,决明子清热通便,枳实破气消积,厚朴下气,金银花清热凉血,赤芍清热止痛,仙鹤草补虚,生甘草调和诸药。

二诊(2021年11月25日):患者诉腹胀、腹痛缓解,解干结大便,无呕吐,有排气,纳食一般,睡眠安。

在上方基础上将赤芍20 g改为30 g以加强养阴柔肝止痛,槐花30 g以清热利湿,麦冬20 g以润肠通便养阴,生地30 g以清热生津,去金银花、火麻仁、决明子、生甘草、仙鹤草。每日一剂,早晚灌肠,每次100 mL。嘱患者保持良好心理状态,于腹软时进行按摩以促进肠道蠕动。

三诊(2021年12月15日):患者诉排气增多,腹胀减轻,排出大量粪便,小便增多,食欲好转,可进少量流质饮食。

调整灌肠方,如下:沉香5 g,生大黄10 g,槟榔20 g,莪术30 g,木香18 g,泽漆30 g,乌药10 g,枳实15 g。每日一剂,水煎后早晚灌肠。

方中生大黄泻下通便,沉香调理脾胃,槟榔消积,莪术、木香、乌药行气止痛,泽漆利水、散结,枳实破气消积。

四诊(2021年12月28日):患者诉腹胀不显,无腹痛,大便1~2日行1次,便色黄质软量可,食欲可,睡眠安,体重未见明显下降,查体,全腹无压痛,肠鸣音亢进,未闻及气过水声。

予中药口服调理,方药如下:太子参30 g,麸炒苍术15 g,姜厚朴15 g,乌药6 g,泽泻30 g,麸炒枳壳12 g,茵陈30 g,酒黄芩12 g,广藿香12 g,肉桂3 g,桂枝3 g,砂仁6 g,鸡血藤30 g,路路通15 g,通草

3 g,川牛膝 15 g,炒芥子 15 g,炒鸡内金 30 g,生地黄 30 g,炒王不留行 15 g,陈皮 15 g,大血藤 30 g。14 剂,水煎,1 剂/日,早晚分服。

方中太子参益气健脾,苍术、泽泻、茵陈、藿香化湿,厚朴、乌药、枳壳行气,黄芩清热解毒燥湿,芥子化痰,生地黄养阴,肉桂、桂枝温通阳气,路路通利水通经,牛膝补肾温阳,鸡内金健脾和胃,王不留行通经利尿,大血藤止痛活血,陈皮理气。

【按语】　中医学理论认为,肠梗阻属于"气滞""肠结""关格"范畴,由于大肠癌手术的创面大,加上术中对肠道的直接损伤和刺激、腹腔内积血、积液等原因,造成机体气滞血瘀、肠腑气机运化失调,转化物停滞,导致腑气不降、郁热内结的阳明腑实证候。而肠壁的水肿和渗水,形成一种动力性大于机械性的炎性肠梗阻。腑气通降失常,使体液在腹腔内大量积聚,大大增加了腹腔、肠腔的压力,从而影响了肠吻合口及腹壁的愈合,并可出现循环、呼吸系统并发症,引起不良后果。中医治疗肠梗阻主要取"六腑以通为用"之义,组方大多以大承气汤为底方,峻下通腑以缓解肠道梗阻,疗效显著。大承气汤是张仲景《伤寒杂病论》经典方剂,用于阳明腑实证。全方大黄泻热通便,荡涤肠胃,为君药。芒硝助大黄泻热通便,并能软坚润燥,为臣药,二药相须为用,峻下热结之力甚强。积滞内阻,则腑气不通,故以厚朴、枳实行气散结,消痞除满,并助硝、黄推荡积滞以加速热结之排泄,共为佐使。用药可随证加减,疗效较佳。肠梗阻患者通常会出现恶心呕吐等情况,影响内服中药的使用,这时中药灌肠就起到了非常重要的作用,

其实在药物治疗基础上配合针刺治疗可以起到更好的改善癌性肠梗阻的作用。足三里为胃经下合穴,是治疗胃肠腑病之要穴,有疏导阳明经腑气、利胃降浊的作用;上、下巨虚为大、小肠经的下合穴,能通调肠腑行气导滞;天枢系大肠经之募穴,是治疗消化系统病症常用要穴之一,有调中和胃、理气健脾的作用;气海取意于元气之海,具有调补下焦、补肾虚、益元气之功效;中脘为胃的募穴,有调胃理气、化湿降逆的作用,加以电针持续刺激,能加强胃肠功能蠕动,使气机得以畅

通,诸症得以消除。在临床应用中可随症选穴。

病案六:肠癌术后化疗后中药维持治疗

谢某,女,51 岁。

主诉:2017 年 12 月确诊为右侧结肠癌,于上海长海医院行手术切除,具体病理及过程不详,术后予"替吉奥＋奥沙利铂"化疗 6 周期。

一诊(2018 年 9 月 17 日):患者诉手指时有麻木不适,无腹痛腹胀,无恶心呕吐,纳寐尚可,二便调,舌质暗,苔少,脉细。

辨证:脾虚湿阻。治法:健脾化湿。

拟方:党参 15 g,生白术 12 g,山药 10 g,茯苓 10 g,仙鹤草 30 g,生薏苡仁 30 g,莪术 15 g,石打穿 15 g,墓头回 15 g,路路通 15 g,佛手 10 g,盐杜仲 15 g,怀牛膝 15 g,红景天 15 g,猫爪草 15 g,猫人参 15 g,法半夏 10 g,陈皮 6 g,生甘草 3 g,合欢皮 15 g。14 剂,水煎服,1 剂/日,早晚分服。

方中党参、白术、山药健脾益气,茯苓、薏苡仁、石打穿利湿,莪术行气,仙鹤草补虚,墓头回、佛手燥湿,路路通祛风通络,杜仲、牛膝补益肝肾,红景天益气通脉,猫爪草散结,猫人参清热消肿,法半夏调脾和胃,陈皮理气,合欢皮解郁安神,甘草调诸药。

二诊(2018 年 11 月 14 日):患者诉手指麻木未发,但时感潮热,怕热,睡眠一般,二便调,舌红,苔腻,脉细。

在一诊方药基础上去猫爪草、猫人参、合欢皮,加白花蛇舌草 30 g 利湿,预知子 15 g 疏肝理气,枳壳 15 g 行气,炒薏苡仁 30 g 利湿,焦山楂 10 g 消食健脾,黄芪 30 g 补气,蒲公英 30 g 清热解毒,山茱萸 10 g、枸杞子 15 g 补益肝肾,槐米 10 g 清热,地骨皮 15 g 清虚热,瘪桃干 10 g 敛汗。

三诊(2019 年 1 月 15 日):患者诉纳食一般,睡眠欠佳,入睡困难,大便偏稀,小便正常。舌红,苔薄黄,脉濡。

在二诊方药基础上去怀牛膝、红景天、焦山楂、黄芪、地骨皮,加蜀羊泉 10 g 清热解毒,淫羊藿 15 g 补肾,酸枣仁 15 g、首乌藤 15 g 养心安神,五味子10 g补肾宁心。

四诊(2019年3月21日):患者诉时有腰酸腰痛,无明显腹胀腹痛,食欲较前好转,二便正常,无潮热盗汗,舌淡红,苔薄白,脉细。复查血常规、肿瘤标志物及大小便常规等均无明显异常。胸腹部CT平扫结果显示:(1)右半结肠术后,请结合病史;(2)左肺下叶微结节,需定期复查;(3)肝囊肿可能,建议增强扫描;肝右叶钙化灶,建议增强扫描。无痛胃镜显示:慢性胃炎,HP+。

在三诊方药基础上去蛇舌草、槐米、癟桃干、淫羊藿、酸枣仁、首乌藤、五味子,加大血藤15 g活血止痛,猫爪草15 g,土贝母10 g解毒散结,紫苏梗10 g温中止痛,蜀羊泉增至15 g清热解毒,三七10 g活血,怀牛膝15 g补肾,独活15 g通痹止痛,北沙参15 g养阴益胃。

五诊(2019年3月21日):患者诉腰部酸痛较前好转,无其他特殊不适。

在四诊方药基础上去党参、猫爪草、预知子、法半夏、土贝母、独活,加生黄芪30 g补气健脾,生地榆10 g止痛收敛,蒲公英30 g清热解毒,决明子10 g润肠。

六诊(2019年4月15日):患者诉时有腹部隐痛,休息后可缓解,时感便秘,睡眠欠佳,舌红,苔薄白,边有齿痕,脉细。

在五诊方药基础上去黄芪、决明子、蒲公英、三七、墓头回,加党参15 g健脾益气,夏枯草15 g清热散结,大腹皮15 g行气宽中,预知子10 g、砂仁8 g理气和中,肉苁蓉15 g润肠通便兼补肾阳,酸枣仁15 g养心安神。

七诊(2019年6月6日):患者诉腹部隐痛缓解,时有咽痛,复查肿瘤标志物皆无异常。查腹部CT示:(1)右半结肠术后,术区未见明显异常强化,复查;(2)肝脏多发囊肿,肝脏钙化灶;(3)右侧肾上腺结节,腺瘤可能,复查;左侧背上腺增生;(4)右肾血管平滑肌脂肪瘤;(5)左肺下叶微结节,较前(2019年3月21日)相仿,定期复查;(6)右乳钙化灶;左乳可疑小结节,建议结合超声。

在六诊方药基础上去枳壳、薏苡仁、莪术、紫苏梗、白英、枸杞子、大腹皮、怀牛膝、北沙参、肉苁蓉、酸枣仁、生地榆，加炒苍术 15 g 燥湿健脾，姜厚朴燥湿消痰，蒲公英 30 g 清热解毒，吴茱萸 6 g 散寒止痛助阳，拳参 15 g 利湿消肿，泽兰 15 g 活血祛瘀，泽泻 15 g 利水渗湿，姜半夏 10 g 祛痰，丹参 12 g 宁心安神，防风 10 g 解表祛风。

【按语】 患者肠癌术后化疗后，单纯服用中药调理，定期复查肿瘤指标皆未见异常。肠癌术后放化疗患者往往会出现气阴亏耗之象，许尤琪教授认为放、化疗药物为一种热毒之邪，热易伤阴耗气，临床上化疗患者多见气阴两虚，因此宜采用益气养阴之法治疗此类患者。重用党参、黄芪、山药、北沙参等药物，在改善患者体质、提高生存质量、增强机体对放化疗耐受性方面收效明显。大肠癌患者症候多变，病情复杂，许尤琪教授主张"有其症则用其药"。如血热便血者，可酌情加地榆、槐花凉血止血；水湿泄泻，伴恶心、呕吐者，加茯苓、佩兰健脾利湿止泻；脾肾阳虚便秘者，可考虑加吴茱萸、肉苁蓉温阳通便；阴虚盗汗者，加五味子、地骨皮养阴敛汗；若脾虚纳差，加焦山楂、炒谷芽健脾开胃。随症加减，综合治疗，方能有效改善患者的临床症状，提高患者生活质量。

————许·师·点·评————

肠癌术后辅助治疗，常以脾虚湿毒蕴结为主，因而当健脾化湿解毒而治之。

肠癌发生肝转移，中医认为常因脾虚痰毒瘀滞，因而当健脾化痰散结而治之。

肠癌应用靶向治疗，以抗血管生成药为主。中医认为，在脾虚湿热的基础上易加重血瘀之证，以致湿瘀互结、瘀毒积滞，治疗当加用活血化瘀解毒之品。

肠癌复发转移进行放化疗，常以脾肾亏虚、湿热毒瘀之证常见，治当扶正固本、清热利湿、解毒散结为主。

肠癌出现肠梗阻，当以中药腹部外敷加中药灌肠治之，常以通腑泄下联合解毒散结止痛之品而治之。

肠癌术后中医维持治疗，当以扶正健脾益肾之法，佐以化湿解毒而治之，以防复发转移。

三、乳腺癌
医案五则

病案一:乳腺癌术后化疗结束,内分泌辅助治疗中

郑某,女,69岁。

主诉:患者2015年4月因乳房包块就诊,B超示:右乳内低回声团块(考虑癌可能性大,右侧腋窝内反应性小淋巴结,左乳未见异常。胸部CT示:右乳多发占位,恶性可能。7月行右乳癌改良根治术,术后病理示:浸润性乳腺复合型。免疫组化示:ER(+),PR(+),Her-2(一)。术后行4个周期TAC方案化疗(紫杉醇酯质体+表柔比星+环磷酰胺),化疗结束后口服来曲唑内分泌治疗至今。定期复查,病情尚平稳。近1周自觉腰部酸痛,前来就诊,辅助检查:CT示:右侧乳腺术后,主动脉及冠脉钙化,左肾结石可能。既往有"高血压、糖尿病、腰椎间盘突出"病史。2017年因"脑动脉瘤破裂"行介入治疗。

一诊(2020年3月16日):患者动则气喘,腰背部胀痛不适,伴畏寒,无发热,无明显胸闷,无咳嗽咳痰,饮食可,睡眠尚安,二便正常。舌淡红,边有齿印,苔薄,稍有裂纹,脉细。

辨证:脾肾两虚,肾不纳气。治法:补气纳肾,降气平喘。

拟方:生白术12 g,山药10 g,盐杜仲15 g,怀牛膝15 g,绞股蓝15 g,三七粉10 g,山茱萸10 g,陈皮6 g,当归15 g,泽泻10 g,泽兰15 g,丹参10 g,夏枯草15 g,独活15 g,炒苦杏仁10 g,槲寄生15 g,蜜炙百部15 g,生甘草3 g,生黄芪30 g,黑顺片15 g,蜜炙麻黄10 g,川芎10 g,熟地黄15 g,紫苏梗10 g。7剂,水煎服,每日一剂,早晚分服。

二诊(2020年3月23日):服药7剂后气喘稍好转,仍自觉动则喘甚,时有胸闷心慌感,纳呆,腰痛不显,舌红,苔薄,脉细。

前方基础上再加强滋养肝肾之阴之效。方药如下:生白术12 g,山药10 g,盐杜仲15 g,怀牛膝15 g,绞股蓝15 g,三七粉10 g,山茱萸10 g,陈皮6 g,当归10 g,泽泻10 g,泽兰15 g,丹参10 g,夏枯草15 g,黄芪30 g,熟地黄15 g,猪苓10 g,仙茅15 g,仙灵脾15 g,姜半夏10 g,天麻30 g,桑白皮15 g,炙甘草5 g,石斛15 g,女贞子15 g,枸杞子15 g,太子参30 g,白花蛇舌草15 g。7剂,水煎服,每日一剂,早晚分服。

三诊(2020年3月30日):患者时有腰背部不适感,程度不重,无四肢麻木等症状,口干,活动后气喘仍作,自觉怕冷较前好转,无明显汗出,无明显咳嗽、咳痰,无明显胸闷,饮食可,睡眠安,二便正常。舌淡红,苔薄白,脉细。

调整用药如下:生白术12 g,山药10 g,盐杜仲15 g,怀牛膝15 g,绞股蓝15 g,三七10 g,陈皮6 g,当归15 g,泽泻10 g,丹参10 g,夏枯草15 g,独活15 g,炒苦杏仁10 g,猫爪草15 g,蜜炙百部15 g,生甘草3 g,生黄芪30 g,熟地黄15 g,紫苏梗10 g,川贝母10 g,前胡15 g,仙鹤草15 g,盐菟丝子15 g,羌活15 g,炒桑枝10 g,酒女贞子15 g,淫羊藿15 g。14剂,水煎服,每日一剂,早晚分服。

【按语】 患者乳腺癌术后化疗结束,内分泌辅助治疗中。其经肿瘤、手术、化疗攻伐,肺脾之气虚损,久之及肾,后续继续内分泌治疗,不耐攻伐,故初诊来时脾肾两虚,肾不纳气,阳气耗伤,痰湿、癌毒瘀滞腰腹部,不通则痛,表现为畏寒、动则气喘、腰背胀痛等症。处方中,黄芪、白术、山药健脾益气;黑顺片温通补火助阳;杜仲补肝肾、强筋骨,牛膝补肝肾,引血下行,此药对出自《太平圣惠方》中"杜仲散",《寿亲养老新书》中亦有记载,两药"相须"使用,增强药效。乳腺癌,"肝郁"为其根本原因,故乳腺癌治疗中,疏肝理气始终应贯穿其中。故使用

三七、陈皮疏肝理气、解郁,配合山茱萸,温而不燥,补而不峻,平补阴阳,养髓荣筋;患者肿瘤日久,水血互阻,故予当归、丹参配以泽泻、泽兰,活血利水,当归为血中圣药,另有活血补血之功,清中寓补,使补而不滞。独活通痹止痛,活动气血,祛寒散邪;寄生补肝肾而强筋骨。独活与寄生配伍,取自药王孙思邈的《备急千金要方》——独活寄生汤之主药,善治风寒湿痹兼肾虚之腰膝冷痛,此患者肾虚腰痛使用效果更佳。麻黄宣肺、苦杏仁降气止咳平喘、百部润肺下气,此三药合用,取自《小儿药证直诀》百部丸,用其泻热平喘而不至于攻伐太过;川芎善动,无壅不宣,无间不达;熟地善静。川芎与熟地相配,用川芎能行熟地黄之滞腻,使阴自生,血自成。苏梗行气宽胸。其性微温,比枳壳尤缓,病之虚者,宽胸利膈,疏气而不迅下。其配伍黄芪、当归亦能理肺补气,止嗽定喘。绞股蓝益气健脾,夏枯草清热散结,为消癌之品。处方注重以脾为枢、以阳气为主,温气化行,助阳化气,全方攻补兼施,清中寓补,补中寓清。

二诊时患者气喘较前好转,仍感活动后加重,酌情去百部、麻黄、苦杏仁等化痰平喘对症处理之品,加桑白皮泻肺平喘,猪苓、泽泻利水渗湿,使肺中有水气及肺火有余者去之;其腰痛明显好转,气血较前通达,去独活、槲寄生、川芎、紫苏梗,减少当归用量;患者食欲减退,纳呆,去黑顺片,因中病即止,防止温热太过;改为仙茅、仙灵脾补肾助阳,调冲任,温补下焦而不致中焦燥热,加天麻平肝潜阳,防温热太过上冲头目;半夏燥湿化痰,降逆止呕,辛开苦降消痞满。考虑患者久病,加之前方温燥之功较甚,此次表现为阴液耗伤,加用石斛、女贞子、枸杞子滋肺肝肾之阴,太子参益气健脾,生津润燥,气阴双补,此为画龙点睛之笔;另加用白花蛇舌草解毒散结,在补益正气充足的基础上,加强抗癌之功;改生甘草为炙甘草,调和诸药的同时,加强补益之功。许尤琪教授在临床治疗乳腺癌的用药方面擅长使用苦平之法平相火,固肾阴,甘温之法补其中、升其阳,在此病案中得到充分体现。

三诊患者动则喘甚仍作,但胸闷心慌及纳呆已消,故于二诊基础上,去山茱萸这一主攻心下邪气之要药,去猪苓、半夏、天麻,防止利水逐痰过重而伤阴,去桑白皮,减轻泻肺之力,改苦杏仁降气止咳平喘,百部、川贝母、前胡降气润肺化痰,较前缓和药效,不但无攻击过当之虞,反有护肺驱贼之功;去仙茅,防止温补过重,去太子参、石斛、枸杞子,防滋补太过而碍胃,改紫苏行气和胃。患者二诊后腰背部不适感又发,但程度较前明显减轻,尚可耐受,考虑肾虚不固基础上复感风邪,故在原方基础上加用桑枝祛风湿利关节,羌活、独活通周身之痹痛,独活入足少阴,善治浮风,羌活入足太阳,善治游风,二者合用,使风邪由里往外拔除。加用菟丝子补肝肾之阳,原方中女贞子滋肝肾之阴,二者配合加强平补肝肾之功。去蛇舌草,防攻逐太过,改为猫爪草化痰散结,解毒消肿,仙鹤草补虚,攻中寓补,协同抗癌。再服14剂后诸证缓解。

乳腺癌脾肾两虚须以补虚药为主,要注意寒凉与温热类药物的配伍,多用甘温、甘平类药物,入脾、肺、肾、肝、胃经。补益脾肾同时,常佐理气。肾为先天之本,是人体的生命之根,主化生精气,脾为后天之本,为气血生化之源。在功能上,脾虚主运化,若气血生化乏源,则后天之精气难以滋养全身,导致抗邪之力渐弱。脾所化生的气血可濡养肾脏,以维持肾脏藏精纳气之职,而脾主运化,依赖命火的温煦,肾脏为脾脏化生气血的物质基础和内在驱动力。许尤琪教授认为,脾胃有病,旁及四肢,其中脾与肾的关系甚为密切,"见脾之病,知当传肾"。且乳腺癌的发生多于女子绝经前后,此时天癸竭,肾气虚,冲任衰少,而冲任二脉有赖于肾精的滋养,《医学入门》中云:"肝虚血燥,肾虚精怯,不得上行,痰瘀凝滞,亦能结核",因此脾肾亏虚型患者应脾肾双补,益气养血填精,同时药物多归于肺经也提示我们用药注意金水相生,以滋肾阴。

病案二:乳腺癌根治术后,靶向辅助治疗中

金某,女,44 岁。

主诉:患者于 2019 年 3 月 12 日行右乳乳腺癌根治切除术,术后病理示:(右)乳腺浸润性导管癌Ⅱ~Ⅲ级,腋窝淋巴结 16 枚有 2 枚有癌(2/16),乳头及基底无癌。免疫组化示:ER(一),PR(一),Her-2(+++),Ki67 约 20%+。术后行双靶+T 方案辅助化疗联合靶向治疗。患者目前处于第 4 疗程间期,偶感胸闷,口干,时有咳嗽咳痰,无发热畏寒,无恶心呕吐,饮食可,夜寐尚可,二便正常。舌淡红少苔,脉细。

辨证:气阴两虚。治法:益气养阴,清热散结。

拟方:太子参 30 g,北沙参 15 g,麦冬 15 g,天冬 15 g,酒女贞子 15 g,炒苦杏仁 10 g,川贝母 10 g,猫爪草 15 g,百合 15 g,蜜炙百部 30 g,夏枯草 15 g,合欢花 15 g,丹参 12 g,鸡血藤 30 g,炒酸枣仁 15 g,白花蛇舌草 15 g,盐杜仲 15 g,怀牛膝 15 g,红景天 15 g,焦山楂 10 g,陈皮 6 g,醋五味子 6 g,酒黄精 15 g,酒萸肉 10 g,枸杞子 15 g。14 剂,水煎服,每日一剂,早晚分服。

【按语】 许尤琪教授认为乳腺癌术后,经化疗打击后,再经靶向药物攻伐,日久伤血耗阴,形成气阴两虚之证,故此方以益气养阴药物为主,加少许抗癌散结之品。方中太子参益气健脾,太子参首次出于清代《增订本草备要》,曰其"形细如参条,而补性不下大参,气味、功用均同人参",特点为味甘而平,不寒不热,益气健脾功效同人参,但"力弱",故脾虚胃弱从而虚不受补的人更为适合。乳腺癌久用西药攻伐之品,必然脾胃虚弱,加之气阴两虚,此情况下,不宜使用大补元气之人参,而太子参能使补而不燥,更为适用。北沙参、麦冬取"沙参麦冬汤"之意,滋养肺胃,生津润燥,为甘寒清润滋补之要药。吴鞠通云:"欲解燥者,先滋其干,不可纯用苦寒也,服之反燥甚。"而北沙参相比南沙参,滋养效果更加,此患者阴液耗伤较重,故采北沙参而非南沙参。天冬与麦冬常相须为伍,滋阴清肺。女贞子滋补肝肾之阴,《神农本草经》谓其能"主补中,安五脏,养精神,除百病"。川贝母润肺化痰,突出一个"润"字,杏仁降气祛痰,突出一个"降"字,二药配伍,一润一降,润降合法,配以百合、百部润肺化痰止咳,合以红景天补气清肺;焦山楂配陈皮,疏肝健脾宣肺。猫爪草甘辛性温,化痰散结,解毒消肿,夏枯草辛苦寒,即能清肝,又能散结消肿,两药配伍,寒温并用共奏化痰散结消肿之功。白花蛇舌草清热解毒散结,加强抗癌之功。许尤琪教授认为,乳腺癌患者肝气不舒为致病根本原因,多数患者存在情志抑郁,故在养阴的同时,要注意解郁安神,此方用到合欢花、酸枣仁二味,《神农本草经》云:合欢,安五脏,合心志,令人欢乐无忧。理气解郁安神,酸枣仁可以养心安神,敛汗生津。丹参、鸡血藤活血化瘀,鸡血藤偏于温补,丹参偏于凉开,两者配伍应用,一温一凉,一补一开,相反相成,其功效相得益彰。盐杜仲、怀牛膝入肾,补肝肾、益筋骨。五味子酸涩收敛,性温而质润,上能敛肺,下可滋肾水,具有收敛固涩,益气生津,补肾宁心功效,枸杞子、酒萸肉入肝肾经,收涩固脱,补益肝肾,黄精补种益气,除分湿,安五脏。上述数味药物合用,补涩同用,滋肺阴,安肾阴,上下同治,标本兼顾。全方共奏益气养阴、软坚散结之功。患者服药14剂后胸闷、口干、咳嗽咳痰均有明确好转,舌苔恢复薄白。

许尤琪教授常言:阴平阳秘是人体健康状态得以保持的基础,乳腺肿瘤常有邪实之表现,毒热之邪内生则热邪迫津、消灼阴液、煎熬津液而致阴虚为患,因此在治疗上选择滋阴润燥以扶正、清热邪毒以祛邪之法,同时注意补益肝肾、疏肝解郁。

病案三:右侧乳腺癌改良根治术后

魏某,女,48 岁。

主诉:2019 年 10 月 22 日患者在江苏省第二医院行"全麻下右侧乳腺癌改良根治术",术后病理示:浸润性导管癌。同侧腋窝淋巴结(2/18)可见癌转移。免疫组化结果:癌细胞表达 CK5/6(+)、E-cad(膜+)、ER(-)、Ki-67(约 85%++至+++)、PR(-)、calponin

（一）、Her-2(1＋)、P120(膜＋)、CD31(脉管＋)、VEGF(＋－)。术后行6周期化疗。现患者口干明显，偶有口苦，胸闷，易怒，汗多，伴下腹部不适感，无发热恶寒，无恶心呕吐，饮食尚可，大便1～2日行一次，夜寐欠安。近期无体重减轻。舌象：舌红苔黄厚腻，脉细。

辨证：正气亏虚，痰热互结证。治法：扶正健脾，化痰散结，清热解毒。

拟方：太子参30 g，生白术12 g，山药10 g，茯苓10 g，北沙参15 g，酒女贞子15 g，怀牛膝15 g，淫羊藿15 g，仙茅15 g，砂仁3 g，陈皮6 g，黄连3 g，地骨皮15 g，生地黄15 g，姜竹茹15 g，伸筋草15 g，延胡索15 g，三七10 g，猫爪草15 g，白英15 g，炒酸枣仁15 g，合欢皮15 g，首乌藤15 g，瘪桃干10 g，醋五味子6 g，生甘草3 g。14剂，水煎服，每日一剂，早晚分服。

【按语】 晚期乳腺癌患者脏腑功能受损，气血阴阳均虚。正气亏虚，无法抵御外邪，热毒入侵，与内生痰热互结而成。方中太子参、生白术、茯苓、生甘草取四君子汤之意，四君子汤算是最负盛名的古方剂之一，出自《太平惠民和剂局方》，其温补而不燥热，补益却不峻猛，正从了"君子致中和"的古意。改人参为太子参，更增了平和之义。配以山药益气养阴，补脾、肺、肾。北沙参能补胃阴而生津止渴，兼清胃热，胃阴虚有热可用之，可以配女贞子滋肝肾之阴。方中配"二仙"，即仙茅、仙灵脾（淫羊藿），补肾壮阳，调冲任，予阳中求阴。砂仁和陈皮行气，令补而不滞。地骨皮味甘性寒，生地黄亦为甘寒药，都具有养阴生津、清热凉血之功，两药相配伍，不但增强药效，而且地黄具有补肾益气之功，此药对，主治阴虚内热证，滋阴补肾，清热养营。地骨皮与生地黄皆味甘寒，可以清热凉血，合用可以增强清热的力量，同时因为味甘，都可以养阴生津，防止清热而损伤津液。痰热互结而口苦胸闷，予竹茹、黄连配伍，出自《温热经纬》黄连橘皮竹茹半夏汤。伸筋草是一种能疏通经络也能活血化瘀的中药材，在凤阳古方中，主要用它通筋活络，也可以说伸筋草可以打通人体经伸筋草络瘀滞的地方，且可把肿胀消除,瘀血等污浊排出。此患者瘀热壅滞,三焦不通,伸筋草在这里起到打通经脉、通利三焦之效。延胡索疏肝之气,使肝木畅达,自得生发,不犯于胃;更以三七活血定痛,和合中土。猫爪草化痰散结,解毒抗癌;白英清热、利湿、解毒抗癌。酸枣仁、首乌藤、合欢皮俗称"失眠三药",酸枣仁可起到养心安神、益阴敛汗的作用,何首乌藤则可有效缓解入睡难的症状,尤其适合用于由焦虑导致的入睡难,而合欢皮则能有效抑制早醒复睡,适合抑郁者;三药合用,一夜安睡。五味子收涩敛汗,瘪桃干以益肾固涩、止汗、止血,两药合用,缓解患者多汗之焦。怀牛膝为使,引火(血)下行而清上焦之火。患者服用 14 剂后,口干、口苦明显缓解,下腹部不适感减轻,自诉心情较前舒畅,睡眠时间有所增加。

许尤琪教授认为,乳腺癌虽病位在乳腺,然与肝、脾、肾关系密切。足阳明胃经过乳房,足厥阴肝经过乳下,足太阴脾经行乳外,若情志内伤,忧思恼怒则肝脾郁结,气血逆乱,气不行津则凝津成痰;气不行血则滞血为瘀,痰瘀交织,则易结为乳岩;若肝郁化火,耗损肝肾之阴,则冲任失调,《圣济总录》云:"冲任二经,上为乳汁,下为月水。"即使在乳腺癌患者术后,虽然瘤体已切除,但残留于体内的癌细胞不可能通过手术全部清除,癌毒潜留,易渐耗人体正气,促成痰瘀凝滞。痰在乳腺癌的形成过程中起着推波助澜的作用,尤其是痰浊与瘀血交结,朱丹溪谓之"痰夹瘀血,遂成巢囊"。正是认识到脾肝肾的功能状况在乳腺癌的发生发展中的重要作用,健脾补肾疏肝法几乎贯穿于治疗乳腺癌的始终。健脾多用四君子汤加减,常用太子参、生黄芪、白术、茯苓、甘草、薏苡仁等益气健脾,扶助气血,顾护后天。临床上,许教授多以清热解毒、理气化痰、活血化瘀相结合,根据毒、痰、瘀的病势轻重而灵活调整用药,常用白英、白花蛇舌草、半枝莲、山慈姑等清热解毒,浙贝母、夏枯草、僵蚕、猫爪草等化痰散结,莪术、鸡血藤等化瘀散结。

病案四：左乳术后中医维持治疗

沈某，女，49岁。

主诉：左乳癌根治术＋左乳假体植入术后1年余，术后病理示：浸润性癌，非特殊类型，核Ⅱ级，切缘未见癌组织，前哨淋巴结（0/2），左侧腋窝第2组淋巴结（0/2），左侧腋窝淋巴结（0/12）均未见癌转移。免疫组化示：ER（－），PR（－），Her-2（－），R63（－），Ki67（20%＋）。术后未行相关抗肿瘤治疗，定期复查为主。刻下：左上肢疼痛，少许肿胀，口干，无明显口苦，无自汗盗汗，纳可，夜寐欠佳，小便尚调，大便偏干。舌象：舌偏红苔薄白而干，脉象：细。

辨证：气阴亏虚，癌毒内蕴证。治法：益气养阴，解毒抗癌。

拟方：太子参30 g，生白术12 g，山药10 g，茯苓10 g，酒女贞子15 g，醋五味子6 g，玄参30 g，醋莪术15 g，猫爪草15 g，白花蛇舌草15 g，夏枯草15 g，山慈菇15 g，羌活10 g，炒桑枝10 g，威灵仙15 g，路路通15 g，生薏苡仁30 g，白芷10 g，醋延胡索30 g，丹参12 g，合欢皮15 g，首乌藤15 g，法半夏10 g，浙贝母10 g，炒芥子10 g，生甘草3 g。14剂，水煎服，每日一剂，早晚分服。

【按语】 本病为乳腺癌术后，气阴亏虚，癌毒内蕴而顽固难祛，病情缠绵难愈。治以益气养阴，清热利湿，解毒散结。方中仍取四君之义，配伍山药益气同时，固护阴液；女贞子性凉，味甘、苦，有滋补肝肾之功，五味子性温，味酸、苦、甘、辛、咸兼具，有敛肺滋肾、养心益气之功，两味中药一凉一温，一补一固，标本兼顾。玄参清热凉血，养阴生津，泻火解毒，软坚散结，《品汇精要》诉其能"泻无根之火"。此患者阴虚火旺，口苦，大便干结，故补阴同时，清其虚火。莪术破血行气，消癥止痛，猫爪草化痰浊，散郁结，白花蛇舌草、夏枯草清热散结，山慈菇消肿解毒，滋阴凉血活血散结，从血瘀、化痰、清热等方面散结抗癌。患者左上肢疼痛，淋巴水肿，故采用威灵仙，既能够祛在表之风，又能化在里之湿，通达经络，因其症在上肢，因而与羌活、桑枝等配伍；加之白芷具消肿与止痛、生肌与敛疮的双重调节治疗作用。此方加用白芷能入于气分以畅气运，入于血分以散血结，辛香燥温，以化湿滞，达到消肿止痛之效，配伍丹参，加强血行之力；延胡索善治一身上下诸痛，加强止痛之功。患者乳腺癌术后，甲状腺多发结节，为典型的结节体质，多因长期忧思恼怒，郁结伤肝，肝失调达。气为血之帅，气滞日久必致血瘀，肝郁脾虚，脾湿不运，痰浊内停，气滞、血瘀、痰凝相结增生而成包块。方中浙贝母、白芥子化痰软坚散结，路路通活血通经化瘀消癥；患者夜寐欠安，合欢皮、首乌藤均性平、味甘，可入心经、肝经，合欢皮具有安神解郁、活血消肿的功效，适合有郁闷不乐、烦躁不安、健忘等情志抑郁症状的失眠患者服用；首乌藤具有养心安神、通络祛风的功效，适合有多梦、多汗、肢体关节疼痛等症状的失眠患者服用。此患者在二者合用基础上，更辅以半夏、薏苡仁安神。《灵枢·邪客》治失眠用半夏，因厥气客于五脏六腑则卫气独行于阳，不得入于阴，行于阳则阳气盛，不得入于阴，阴气虚故目不瞑。患者服用14剂后，左上肢肿胀较前略有好转，疼痛不显，睡眠佳。

许尤琪教授认为，乳腺癌的发生与肝、脾、肾密切相关，肝气郁结、调达舒泄失职，脾虚不能健运，水湿痰浊凝聚，血瘀不行，渐成乳房积块；久则肾失充养、肾中阴阳虚损，则易恶化转移。患者保乳术后，患侧乳房或健侧乳房仍有胀满疼痛，或有结节，情绪不稳定，仍需注意疏肝散结。乳腺癌的治疗中手术切除依然是最常用的疗法，但是切除手术过程中出现的并发症、转移或复发都是威胁患者生存的主要原因，术后患侧上肢肿胀是乳腺癌的常见并发症，严重困扰着乳腺癌患者，降低了患者的生活质量。该并发症是由乳腺癌患者体内正气不足、邪气积聚而致。因为手术治疗损伤脉络，耗气伤血，致气虚不能推动血行湿化，水湿停聚，瘀阻脉络而成肿胀。水湿停聚进一步使得隧道不通，脉络阻塞，阻碍气血的运行，气血运行不畅又进一步加重水肿，如此恶性循环，水肿经久不退，日渐加重。故治宜益气活血、通络利水、化毒软坚。失眠为乳腺癌术后患者另一影响生活质量的主要症状之一，严重者可影响术后的恢复及免疫功能的重建，诱发复发转移。有部分患者,本即有失眠症状,可能与长期情绪不畅、肝气郁结化火或思虑伤脾、心脾气血亏虚有关。或与围绝经前后,机体阴阳、气血、脏腑变化失衡有关。手术、化疗、放疗、内分泌治疗或靶向治疗等,虽然对肿瘤有抑制作用,但又在治疗的同时耗伤人体正气,导致机体气血、阴阳、脏腑等失衡,诱发失眠。乳腺癌患者对疾病的恐惧、不确定感、家庭关系、经济问题等也是造成失眠的一个重要原因。对于常规治疗失眠效果不佳的患者,切忌一味堆砌安神助眠药物,需根据具体情况辨证论治,力求重建阴阳平衡,失眠自可缓解。

病案五:乳腺多次术后化学治疗后

万某,女,71岁。

主诉:患者20年前行左胸壁纤维瘤手术,三年前发现左乳腺纤维肉瘤,予以切除,2019年局部胸壁转移,再次手术,化疗4个疗程(化疗方案不详),现患者畏寒,双耳耳鸣,右耳稍轻,左足底步行后疼痛,无乳房疼痛,无手足麻木,饮食可,夜寐差,二便正常。既往"高血压、心绞痛"病史。舌象:舌偏暗苔薄白,脉象:细弱。

辨证:气虚血瘀证。治法:补气活血。

拟方:生黄芪30 g,生白术12 g,天冬15 g,麦冬15 g,丹参12 g,当归15 g,鸡血藤15 g,红花15 g,法半夏10 g,陈皮6 g,醋莪术15 g,猫爪草15 g,山慈菇15 g,夏枯草15 g,白英15 g,白花蛇舌草15 g,酒萸肉10 g,盐杜仲15 g,怀牛膝15 g,盐菟丝子15 g,枸杞子15 g,虎杖15 g,石打穿15 g,蔓荆子10 g,炒酸枣仁15 g,合欢皮30 g,首乌藤30 g,焦山楂10 g,生甘草3 g。14剂,水煎服,每日一剂,早晚分服。

【按语】 此为本虚标实之证,本虚以脾肾虚损、冲任失调为主,实证以血瘀、毒结为主。多次手术,加之化疗,致使脾气亏虚,水谷运化失司,肾阳不足,蒸化失常,内生瘀血、痰浊等病理产物,与癌毒互结而成。治以益气温阳,活血化瘀,解毒散癥。生黄芪益气升阳,为君药;针对病人当前需要加强气血的生化以促进筋伤肉损、气弱血虚的恢复来说,生白术是正中病机之良品。鸡血藤比较平和,一方面它能补血也能活血,补中带活;另一方面它是藤类,通络善走,疏通血脉的作用也比较强。用上鸡血藤,可以使黄芪补气的作用,补而不滞。中医有十方九归之说。当归能够令血脉有所归属,也可以令血虚得补,血瘀得化。所谓"一味丹参饮,功同四物汤",指的是丹参这味药不需要和其他的中药配伍,单独一味就有四物汤中四种中药产生的效果,也就是丹参这一味就能够活血化瘀,还能够补虚;此方更加入红花,《本草义补遗》曰:"多用破留血,少用养血。"《本草纲目》曰:"活血润燥,止痛散肿,通经。"二者配合,加强行气活血、化痰软坚之功。《张氏医通》中有一张名为"二冬膏"的方子,即是以天冬和麦冬各等份,熬制成膏,二者都有提升免疫力和抗肿瘤的作用,也是治疗癌症属阴虚有热者的常用药。半夏性味辛温,微毒;陈皮辛苦而温,长于理气健脾、燥湿化痰。陈皮配伍半夏,出自《济阴纲目》《太平惠民和剂局方》。这两味药合用可相互辅助,燥湿化痰,健脾和胃,理气止呕。半夏得到陈皮的帮助,气顺痰消;陈皮得到半夏的帮助,痰除则气自下,理气和胃之功更上一层楼。莪术破血行气,消癥止痛,猫爪草化痰浊,散郁结,白花蛇舌草、夏枯草清热散结,山慈菇消肿解毒,滋阴凉血,活血散结,白英清热利湿、祛风解毒;虎杖、石打穿清利肝经湿热;此方从血瘀、化痰、清热、利湿等方面解毒抗癌。患者畏寒、耳鸣、骨痛,皆为失肝肾有所不足之象。山茱萸除了入肝经,又入肾经,微温而善补,是故山茱萸长于补肝肾而强筋骨,为强筋健骨之常用药材,多与杜仲同用,如《药性论》:"兴阳道,添精髓,疗耳鸣。"肾开窍于耳,肾气不足之耳鸣耳聋,菟丝子亦为要药,肾精不足者,常配伍山萸肉、枸杞子;配伍怀牛膝,活血祛瘀力较强,《本草正义》谓其"所主皆气血壅滞之病"。牛膝性善下行,长于逐瘀通经,又能祛瘀止痛,还有疏利通泄的特点。此方以牛膝引血下行,同时配合"蔓荆独升",清利头目,一升一降,使补肾之药力弥散全身。另予合欢皮、首乌藤、酸枣仁养心安神,焦山楂健脾消食,生甘草调和诸药。

患者服用 14 剂后,左上肢肿胀较前略有好转,疼痛不显,睡眠佳。

—— 许·师·点·评 ——

乳腺癌分子分型较为复杂,但病因病机应与肝脾肾相关,病理因素以痰瘀毒结为主,治疗当疏肝健脾、益肾化瘀散结为法。治疗过程中,当重用温阳健脾散结之品,以控制病情,提高生活质量。

四、肺 癌
医案四则

病案一:肺癌术后化疗后

金某,男,68岁。

主诉:2020年3月9日患者因"干咳、痰中带血2月余"于当地医院就诊,CT等检查结果为"右下肺占位性病变大小为2.1 cm×2.3 cm,肺癌可能性大",遂CT引导下行"右下肺肿块穿刺活检术",术后病理:右下肺鳞癌。2020年3月20日于江苏省人民医院手术切除治疗,术后病理:"非角化性鳞状细胞癌,淋巴结转移(3/5)"。术后已放疗6次。患者间断出现气喘,活动后加重,咳嗽咳痰,舌质较暗,边有瘀斑,苔薄腻,脉细滑。

辨证:气阴亏虚、痰瘀互结。治法:益气养阴、化痰散结,兼以补肺纳肾平喘,予益肺散结方化裁治疗。

拟方:黄芪30 g,北沙参15 g,天麦冬各15 g,杏仁10 g,炒苏子10 g,法半夏10 g,薏苡仁30 g,金荞麦30 g,鱼腥草30 g,浙贝母10 g,胡桃肉15 g,山萸肉10 g,炙僵蚕10 g,莪术15 g,皂角10 g,仙鹤草15 g,白花蛇舌草30 g,炙鳖甲15 g,山慈菇15 g,猫爪草20 g。另西洋参10 g,炖服。14剂,水煎服,1剂/日,早晚分服。

二诊(2020年6月4日):服药后,患者咳嗽、气喘较前缓解,服用中药期间患者接受了15次的肺部放射治疗。现患者口苦口干、食欲不振,咳嗽频次明显减少,痰黏不易咯出,痰色偏黄,舌苔中部剥脱,舌质暗,脉细滑。考虑放疗后正气损伤,气阴交亏,热毒痰瘀阻肺所致。

治以益气养阴,化痰消瘀散结为主。

前方加用天花粉 12 g、太子参 12 g、枸杞子 10 g、漏芦 10 g、白花蛇舌草 25 g、蜂房 10 g、山慈菇 15 g、猫爪草 20 g、炙蜈蚣 3 条、泽漆 15 g、陈皮 6 g。14 剂,水煎服,每日 1 剂,早晚分服。

三诊(2020 年 7 月 3 日):患者服药期间在我院进行了 2 个疗程的化疗。期间除有轻微的恶心呕吐,咳嗽咳痰、气喘均较前好转,复查肺部 CT 以及血清肿瘤标志物 CEA、NSE、CY211 等检查未发现其复发征象,精神可,饮食欠佳,寐较差,面色呈贫血貌,舌苔薄腻,舌质淡紫,脉细。辨证考虑患者属药毒伤正,脾胃运化失健,气血亏虚。治以益气养血,健脾消癌散结。

拟方:黄芪 20 g,党参 12 g,太子参 10 g,焦白术 10 g,麦冬 12 g,薏苡仁 30 g,枸杞子 10 g,南北沙参各 12 g,鸡血藤 20 g,仙鹤草 15 g,生薏仁 15 g,白花蛇舌草 20 g,猫爪草 20 g,山慈菇 15 g,炙僵蚕 10 g,露蜂房 10 g,红豆杉 20 g,泽漆 12 g,夏枯草 10 g,炙鸡金 10 g,陈皮 6 g,炒六曲 10 g,法半夏 10 g,砂仁 3 g(后下),夜交藤 20 g。14 剂,水煎服,1 剂/日,早晚分服。

患者按疗程完成既定目标治疗,后长期中药治疗,末次随访时间为 2022 年 7 月 6 日,体重较放化疗治疗前增加 10 千克。目前偶有干咳,无痰中带血,未见明显气喘,饮食良好,乏力不显,睡眠安,复查 NSE、CY211、CEA 等相关肿瘤指标均在正常范围,肝肾功能未见明显异常,胸腹部 CT 未见复发转移征象,至今生存期已过 2 年余,病情稳定。

【按语】　肺鳞癌的癌毒较盛,患者一旦患上该病,正气亏损,病情不仅恶化迅速,还很容易累及其他脏腑功能,造成其气血阴阳俱亏。再加上肺癌病因比较复杂,病情比较顽固,且更容易复发转移。虽西医治疗肺癌目前取得了较大的进展,但相应的骨髓抑制、恶心呕吐、癌性疲乏等不良反应亦较重,这些不仅容易造成患者无法完成预定的西医治疗疗程,还严重影响患者的生活质量,对其身心造成巨大的创伤。

在本案中，许尤琪教授立足辨证，中医治疗重视护卫正气，应用消癌散结药物的同时，更注重益气养阴固本，有机组合复方大法。

第一阶段，由于患者年老，癌毒侵犯肺部，手术放射治疗后，气阴受损，正气亏虚，此时治疗应特别重视护卫正气，为后续治疗积蓄充足能量，同时患者正气尚未大亏，可在护卫正气的同时给予解毒化瘀散结之品。故取黄芪、沙参、麦冬益气养阴，苏子、半夏、杏仁、浙贝、金荞麦、鱼腥草降气化痰，薏苡仁、山萸肉、胡桃肉、炙鳖甲、冬虫夏草健脾补肾、纳气平喘；炙僵蚕、莪术、皂角、仙鹤草、白花蛇舌草、炙鳖甲、山慈姑、猫爪草解毒化瘀散结，诸药合用，标本兼治，共奏益气养阴、化痰解瘀、清热散结之功效。

第二阶段，根据放疗更易灼伤肺阴的特点，放疗射线犹如火毒，正如《伤寒论》云："因火为邪，则为烦逆，追虚逐实，血散脉中，火气虽微，内攻有力，焦骨伤筋，血难复也。"故为减轻其放疗带来的不良反应、按疗程完成放疗，许尤琪教授在抗癌药物运用的同时，加大了养阴润燥药物的运用。药用炙鳖甲、南北沙参、天麦冬、天花粉、太子参、枸杞子等，中西药并举，共奏扶正抗癌、益气养阴之效。

第三阶段，为了能够配合患者完成既定的化疗目标，减轻其化疗带来的系列毒副反应，如：恶心呕吐、贫血、饮食差、睡眠不佳等。此阶段患者经过前期的手术、放疗、化疗，气阴亏虚更甚，脾胃受损严重，气血生化无源，许尤琪教授认为此阶段更应护卫正气，同时给予益气养阴、养血，健脾和胃、调和中州之药，药用太子参、党参、生黄芪、焦白术、枸杞子、仙鹤草、生薏仁、炒六曲、陈皮、鸡内金、砂仁等。同时整个治疗过程不忘扶正抗癌、解毒化瘀，而施以夏枯草、山慈菇、制僵蚕软坚散结消癌；猫爪草、山豆根、半夏、露蜂房化痰祛浊消癌；仙鹤草、白花蛇舌草、红豆杉、泽漆清热解毒消癌。

病案二:肺癌术后中医维持性治疗

柳某,男,51岁。

主诉:2020年10月咳嗽经胸片CT等检查诊断为左上肺癌,同年11月8日在省肿瘤医院手术,术后病理报告为"左上肺中央型鳞状细胞癌Ⅱ级,累及胸膜,支气管残端见癌组织浸润,纵隔淋巴结转移"。肿瘤医院建议放化疗,因患者原有风湿性心脏病史,心房内血栓形成而未接受。就诊前CT复查示:左上肺癌术后改变,主肺动脉窗内淋巴结肿大,心影增大,心包积液,心房增大,压迫食管近端,食管扩张明显。超声心动图示:风心瓣膜病,重度二尖瓣狭窄,轻度主动脉瓣关闭不全,重度三尖瓣关闭不全。

一诊(2021年3月17日):目前咳嗽,有痰不多,色白质黏,气急,心慌,易汗,大便偏烂,饮食吞咽时有哽噎感,形体偏瘦,面色无华,苔薄腻,质偏暗,脉来叁伍不调。

辨证:气阴两伤,热毒痰瘀阻肺。治当益气养阴,化痰活血,解毒散结,清肺止咳。

拟方:益肺散结方加减:黄芪30 g,麦冬15 g,杏仁10 g,薏苡仁30 g,金荞麦30 g,莪术15 g,皂角10 g,浙贝10 g,太子参10 g,漏芦12 g,猫爪草20 g,白花蛇舌草30 g,泽漆15 g,桃仁10 g,诃子6 g,炙鳖甲(先煎)10 g,炒玉竹10 g,土鳖虫5 g,山慈菇15 g,南北沙参各12 g,露蜂房10 g,蛇舌草25 g,炙蜈蚣3条,天麦冬各10 g。另:川贝粉20 g,每次1.5 g,冲服,每日2次。14剂,水煎服,1剂/日,早晚分服。

二诊(2021年4月1日):以上方为基本方加减治疗。咳甚,加炒苏子10 g、罂粟壳5 g;食入吐出,进食哽噎感明显,加旋覆花(包煎)10 g、沉香(后下)3 g、独角蜣螂2只、炒莱菔子15 g、公丁香5 g、代赭石(先煎)20 g。

三诊(2021年5月6日):至2021年5月,患者病情明显好转,稍有咳嗽,饮食吞咽无哽噎感。用药在上方基础上稍做调整:黄芪30 g,麦冬15 g,杏仁10 g,薏苡仁30 g,金荞麦30 g,莪术15 g,皂角10 g,

白花蛇舌草 30 g,浙贝 10 g,太子参 15 g,葶苈子 10 g,炙鳖甲(先煎) 10 g,泽漆 15 g,山慈菇 15 g,猫爪草 20 g,南北沙参各 12 g,漏芦 12 g,炙蜈蚣 3 条,桃仁 10 g,天麦冬各 12 g,诃子 6 g,露蜂房 10 g,土鳖虫 5 g,炒六曲 10 g,炒玉竹 10 g。14 剂,水煎服,1 剂/日,早晚分服。

四诊(2021 年 5 月 30 日):其后守法守方,随证加减继图。至 2021 年 8 月份胸部 CT 复查示:左肺肿瘤复发,纵隔淋巴结肿大,但患者除消瘦外,饮食、二便等一般情况尚可,继续治疗。

【按语】 本案患者因有心脏病,不愿接受放化疗,诊时已有纵隔淋巴结转移,术后残余之肿瘤全赖中药以治,以益肺散结方加减,融益气养阴、化痰散结、活血化瘀、解毒抗癌、清肺止咳等治法于一方,最多时药用至 30 味,药后患者病情得以稳定。虽然最终癌肿不免复发进展,但能带瘤生存,状况良好,取得了较好的延年减症的治疗效果。

病案三:肺癌咳嗽

周某,女,64 岁。

主诉:既往有肺癌原位癌病史(2011 年原位癌切除术);患者患咳喘多年,入冬为甚,感寒冷易发。近 1 周来因天气转冷,咳嗽复发,近 23 天来咳嗽明显加重。

一诊(2021 年 11 月 23 日):恶寒,身热,咳喘气促,倚息不能平卧,动则尤甚,咯出白色黏痰,中夹痰沫,胸闷。口燥咽干,苔薄黄,舌红。

辨证:虚实夹杂。治法:外散表寒,内清里热。

拟方:白果 10 g,麻黄 9 g,款冬花 12 g,桑白皮 10 g,甘草 5 g,杏仁 10 g,黄芩 10 g,法制半夏 10 g,桔梗 6 g,大贝 10 g,蜜炙百部 10 g,金荞麦 30 g,枳壳 10 g,太子参 20 g,川贝 10 g。14 剂,水煎服,每日 1 剂,早晚分服。

二诊(2021 年 11 月 30 日):患者诉药后身热明显减退,咳喘亦减少。胸闷较甚,气不接续,下肢浮肿,小便短少。此属肺肾虚耗,心气不足。治宜宣肺平喘,补益肺肾。

拟方:麻黄 6 g,生石膏 20 g,杏仁 10 g,制附片 8 g,泽泻 10 g,太子参 20 g,巴戟天 12 g,菟丝子 10 g,淫羊藿 10 g,仙茅 10 g,甘草 5 g,肉苁蓉 10 g,川贝 10 g。14 剂,水煎服,1 剂/日,早晚分服。

【按语】 患者患咳喘多年,入冬为甚,感寒冷易发。症见恶寒,身热,咳喘气促,倚息不能平卧,动则尤甚,咯出白色黏痰,中夹痰沫,胸闷,口燥咽干,苔薄黄,舌红。服用定喘汤加减后,药已对症。初诊后身热明显减退,咳喘亦减少,胸闷较甚,气不接续,下肢浮肿,小便短少。肺肾虚耗,心气不足故予以麻杏石甘汤加减方后,症状明显减轻。后随症加减调理近 6 个月,诸症基本未再发。

许尤琪教授认为:患者肺癌术后,正气已虚,乃旧有宿邪郁内,又兼感新邪,属内外合邪,虚实夹杂之证,治疗先给予定喘汤外散表寒,内清里热;后肺肾虚耗,心气不足故予以麻杏石甘汤加减方后,症状明显减轻。辨证得当,治疗有效。

病案四:肺癌靶向免疫治疗后

梅某,男,59 岁。

主诉:因"确诊肺癌 1 年余,靶免联合治疗后 20 天"就诊。患者于 2021 年 9 月 1 日于江苏省人民医院查胸部 CT 显示:右侧肺部上叶斑片及条索影伴右侧肺门处类圆形软组织密度影,肺癌伴肺门转移淋巴结可能。2021 年 9 月 7 日 PET-CT 显示;右侧肺尖软组织结节影,FDG 代谢异常增高,全身骨骼多处骨质破坏伴 FDG 代谢增高,考虑右肺癌伴淋巴结转移及多发骨转移。2021 年 9 月 9 日免疫组化结果:肿瘤细胞,CK-pan(+),CK7(+),Napsin A(+),TTF-1(+),Syn(灶+),CgA(-),Ki67(20%+)。结合 HE 片及免疫表型,本例(骶骨肿瘤)活检组织中见转移性腺癌,免疫标记提示肺来源。

一诊(2022 年 3 月 12 日):现患者神疲,纳差乏力,舌淡,苔薄白,少苔,脉细数。

辨证:气阴两虚,痰瘀互阻。治法:益气养阴,健脾和胃,解毒散结。

拟方:方选益肺散结方加味:黄芪 30 g,北沙参 15 g,麦冬 15 g,杏仁 10 g,薏苡仁 30 g,金荞麦 30 g,莪术 15 g,皂角 10 g,浙贝母 10 g,白花蛇舌草 30 g,炒麦芽 15 g,炒谷芽 15 g,鸡内金 15 g,生晒参 10 g,砂仁 3 g。14 剂,水煎服,1 剂/日,早晚分服。

二诊(2022 年 3 月 26 日):患者胃纳渐转,乏力减轻。再予以上方加党参 30 g、炒白术 15 g。14 剂,煎服,每日 2 次。

【按语】 肺癌患者病情恶化快,很容易累及其他脏器而转移。西医化疗放疗靶向免疫治疗能有效地控制病情迅速恶化,但随之出现的骨髓抑制、恶心呕吐、癌性疲乏等不良反应也较严重,患者生活质量下降,身心遭到严重创伤。在本案中,许尤琪教授予以益气养阴散结方加味治疗,大大降低了放化疗靶向免疫治疗后出现的胃肠道反应、癌性疲乏等副作用,减轻了患者痛苦,提高了患者的生活质量。

————————— 许·师·点·评 —————————

肺癌,尤其是非小细胞肺癌,在术后、放化疗的基础上应用中医药治疗,当以益气养阴、化痰散结为主进行治疗,同时不忘"脾为生痰之源,肺为贮痰之器",因而在选方用药过程中,加用健脾化痰之品,则每收良效。

五、肝 癌

医案五则

病案一:原发性肝癌介入治疗术后(一)

袁某,男,66 岁。

主诉:2022 年 12 月底因突发反酸、恶心呕吐就诊,辅助检查:AFP:49.2 ng/mL。腹部 CT 示:(1) 肝 S5、S8 占位,考虑 HCC,门静脉右前支癌栓形成。(2) 肝 S6 小囊肿。(3) 胆囊小结节。生化全套:总胆红素:10.4 μmol/L,总蛋白:58.7 g/L,白蛋白:36.4 g/L,谷丙转氨酶:21 U/L,谷草转氨酶:36 U/L,肌酸激酶:33 U/L,高密度脂蛋白:0.86 mmol/L,钾:4.10 mmol/L;传染病四项:乙肝表面抗原:86.5 IU/mL,乙肝 e 抗体:0.01 COI,乙肝核心抗体:0.01 COI。排除治疗禁忌后,2023 年 2 月 3 日行经皮肝动脉化疗栓塞术,术中予漂注超液碘化油＋表阿霉素约 12 mL,可见明显碘油沉积,术后造影证实栓塞完全。2023 年 2 月 6 日予以 C1 免疫联合靶向治疗:信迪利单抗＋贝伐珠单抗。

一诊(2023 年 2 月 9 日):患者神清,精神一般,乏力明显,胃脘部不适,伴反酸、恶心欲呕,不思饮食,无咳嗽咳痰,无腹痛腹泻,夜寐一般,食欲不佳,纳食一般,二便尚调。舌淡红,有瘀斑、瘀点,苔白厚腻,脉弦滑。近 1 个月来体重下降 8 千克。

辨证:脾虚湿困证。治法:健脾除湿,活血化瘀。

拟方:健脾活血方加减:太子参 30 g,茯苓 10 g,炒白术 10 g,山药 10 g,茵陈 15 g,炒薏苡仁 30 g,醋莪术 15 g,石打穿 15 g,半枝莲 15 g,

丹参 15 g,苦参 10 g。14 剂,水煎服,1 剂/日,早晚分服。

患者肝病日久,肝失调达,脾伤失运,肝脾两伤,运化失常,水液代谢异常,聚集局部成湿,日久耗伤正气。方中太子参、茯苓、白术、山药益气健脾,茵陈、苦参、薏苡仁除湿,石打穿、莪术、半枝莲抗肿瘤,丹参活血化瘀。

二诊(2023 年 2 月 23 日):患者神清,精神欠佳,疲乏无力较前好转,偶有恶心干呕,无腹痛腹泻,无咳嗽咳痰,无恶寒发热,睡眠欠佳,纳食一般,二便尚调。舌淡红,有瘀斑、瘀点,苔薄白,脉细弱。体重较上次无明显下降。

拟方:太子参 30 g,茯苓 10 g,炒白术 10 g,山药 10 g,茵陈 15 g,醋莪术 15 g,石打穿 15 g,半枝莲 15 g,丹参 15 g,苦参 10 g,姜黄 6 g,山楂 10 g。14 剂,水煎服,1 剂/日,早晚分服。

三诊(2023 年 3 月 10 日):患者神清,精神尚可,未诉疲乏无力,无其他明显不适,食欲尚可,无腹痛腹泻,无恶心呕吐,无恶寒发热,睡眠尚可,纳食可,二便调。舌淡红,苔薄白,脉细。体重较上次无明显下降。

拟方:太子参 30 g,茯苓 10 g,炒白术 10 g,山药 10 g,茵陈 15 g,醋莪术 15 g,石打穿 15 g,半枝莲 15 g,丹参 15 g,党参 10 g。14 剂,水煎服,1 剂/日,早晚分服。

后患者门诊随诊,病情稳定。

【按语】 该患者神疲乏力,不思饮食,属脾虚湿聚,饮食失调,损伤脾胃,气血化源告竭,后天不充,致使脏腑气血虚亏。脾虚则饮食不能化生精微而变为痰浊,痰阻气滞,气滞血瘀,肝脉阻塞,痰瘀互结,形成肝癌。《医宗必读·积聚》说:"积之成也,正气不足,而后邪气踞之。"治疗当健脾化湿,活血止痛。方中太子参、茯苓、白术、山药益气健脾,茵陈、苦参、薏苡仁除湿,石打穿、莪术、半枝莲抗肿瘤,丹参活血化瘀。三诊过后可见神疲乏力、不思饮食等症状明显缓解,生活质量明显提高。现患者定期门诊随诊,病情稳定。

病案二:原发性肝癌介入治疗术后(二)

刘某,女,55岁。

主诉:2023年2月2日因"新冠"感染查胸部CT发现肝脏右叶占位。上腹部增强CT显示:(1)肝右叶占位性病变,考虑原发性肝癌伴门静脉右支癌栓形成。检查肿瘤指标:甲胎蛋白≥1210 ng/mL,糖类抗原153:130.30 U/mL,糖类抗原199:57.51U/mL,细胞角质蛋白片段19:3.52 ng/mL,糖类抗原50:53.49 U/mL;乙肝表面抗原>250 IU/mL,乙肝e抗原:(2)59COI,乙肝e抗体:0.96COI,乙肝核心抗体:0.01COI;乙型肝炎病毒DNA定量回示:5.69E+06IU/mL;肝脏超声造影:超声造影示肝内实性肿块考虑低分化HCC,门脉内癌栓形成。于2023年2月10日行经皮肝动脉化疗栓塞术,术中见肝右支S5、S8段动脉狭窄,可见异常肿瘤染色,血管走形紊乱。注入表柔比星40 mg+超液碘油混悬液约7 mL,可见栓塞剂在病灶血管明显沉积,造影证实肿瘤病灶部分栓塞。2023年2月28日行C1免疫联合靶向治疗:信迪利单抗+贝伐珠单抗。

一诊(2023年3月4日):患者神清,精神一般,乏力,自汗,胃脘部不适,伴恶心欲呕,腹胀腹纳呆,夜寐一般,食欲不佳,二便尚调。近2个月来体重下降4千克。舌体庞大,边有齿痕,苔厚腻,脉细弱。

辨证:脾虚湿困证。**治法:**健脾化湿,解毒散结。

拟方:健脾活血方合连朴饮加减:太子参30 g,茯苓10 g,炒白术10 g,山药10 g,茵陈15 g,炒薏苡仁30 g,醋莪术15 g,石打穿15 g,半枝莲15 g,丹参15 g,苦参10 g,茯苓15 g,泽泻10 g,覆盆子30 g,款冬花15 g,厚朴20 g,炒决明子15 g,化橘红10 g,菊花15 g,炒白芍15 g,梅花10 g,仙鹤草15 g,川楝子10 g,炙甘草6 g。14剂,水煎服,1剂/日,早晚分服。

方中太子参、茯苓、白术、山药益气健脾,茵陈、苦参、薏苡仁除湿,石打穿、莪术、半枝莲抗肿瘤,丹参活血化瘀,白芍养阴柔肝,泽泻利水,覆盆子、酒黄精、炒决明子、菊花、梅花益肾养肝,化橘红燥湿,仙鹤草解毒,蜜炙甘草调和诸药,诸药合用共奏健脾化湿、解毒散结之功。

二诊(2023年3月20日):复查:肿瘤指标:甲胎蛋白:639.30 ng/mL,糖类抗原153:63.59 U/mL,糖类抗原199:39.70 U/mL,各项较前明显下降。患者胁肋部胀满,食欲较前改善,舌质暗,有瘀点,舌底脉络明显,大便干结,舌淡红,苔薄白,脉弦涩。此属脾胃虚弱,气滞血瘀。治宜补脾益胃,行气化瘀。

拟方:太子参30 g,茯苓20 g,炒白术30 g,山药10 g,茵陈15 g,炒薏苡仁30 g,醋莪术15 g,石打穿15 g,半枝莲15 g,丹参15 g,党参20 g,茯苓15 g,生地黄20 g,熟地黄20 g,覆盆子30 g,菊花15 g,鸡血藤15 g,炒决明子15 g,化橘红10 g,炒白芍15 g。14剂,水煎服,1剂/日,早晚分服。

三诊(2023年4月10日):患者查血常规＋CRP。白细胞计数:3.06×10⁹/L,红细胞计数:3.52×10¹²/L,血红蛋白:104.00 g/L,红细胞压积:33.70%,血小板计数:37.00×10⁹/L。患者神清,精神尚可,神疲乏力较前减轻,纳食较前明显增加,偶有恶心呕吐,稍有口干,无恶寒发热,无腹痛腹泻,夜寐尚可,食欲可,二便调,舌淡红,苔薄白,脉细弱。体重较前未见明显下降。

拟方:太子参30 g,茯苓20 g,炒白术30 g,山药10 g,茵陈15 g,炒薏苡仁30 g,醋莪术15 g,石打穿15 g,半枝莲15 g,丹参15 g,党参20 g,茯苓15 g,生地黄20 g,熟地黄20 g,覆盆子30 g,菊花15 g,鸡血藤15 g,炒决明子15 g,化橘红10 g,炒白芍15 g。14剂,水煎服,1剂/日,早晚分服。

四诊(2023年4月25日):患者偶有恶心呕吐,未诉其他明显不适,夜寐尚可,食欲可,二便调,舌淡红,苔薄白,脉细弱。

拟方:太子参30 g,茯苓20 g,炒白术30 g,山药10 g,茵陈15 g,炒薏苡仁30 g,醋莪术15 g,石打穿15 g,半枝莲15 g,丹参15 g,猫爪草30 g,土鳖虫20 g,炙甘草6 g。14剂,水煎服,1剂/日,早晚分服。

后患者门诊随诊,病情稳定。

【按语】 患者舌淡红，苔薄白，脉细弱，证属脾虚湿困，脾气亏虚，久病及肾，肾阳亏虚，予以中药自选方健脾化湿、益肾护肝，方中党参、茯苓益气健脾，生地黄、熟地黄、麸炒白芍养阴，泽泻利水，覆盆子、酒黄精、炒决明子、菊花、梅花益肾养肝，化橘红燥湿，仙鹤草解毒，蜜炙甘草调和诸药，诸药合用共奏健脾化湿、解毒散结之功。患者肝动脉栓塞术后免疫靶向治疗，通过中药继续消除肿瘤和病灶，减轻症状和痛苦，提高免疫力，杀死癌细胞等综合治疗全面调养，有效地控制病情发展。

病案三：转移性肝癌介入治疗术后

奚某，男，60岁。

主诉：2021年2月中旬查肠镜检查示：乙状结肠癌（结合病理），结肠多发息肉。病理诊断："距肛门70 cm"黏膜活检示：管状腺瘤；增生性息肉；"距肛门45 cm"黏膜活检示：管状腺瘤，局部腺体轻-中度异型增生；"距肛门25 cm"黏膜活检示：少量中分化腺癌；考虑乙状结肠癌伴肝转移。予2021年3月26日局麻下行经皮肝动脉化疗栓塞术，术后予伊力替康＋雷替曲塞＋贝伐珠单抗动脉灌注化疗，2021年3月29日开始口服卡培他滨化疗。

一诊（2021年4月2日）：患者神清，精神差，厌食腹胀，神疲乏力气短，口苦纳呆，无腹痛腹胀，无恶心呕吐，夜寐欠佳，大便日行3～5次，质稀，黄色便，带少量鲜血，小便正常，舌质暗，有瘀斑，苔白腻，脉细涩。

辨证：痰瘀互结证。治法：健脾化痰，活血化瘀。

拟方：健脾活血方加减：生白术20 g，泽泻15 g，醋柴胡9 g，猪苓12 g，桂枝10 g，姜半夏10 g，炒枳实10 g，陈皮20 g，姜厚朴20 g，木香20 g，生甘草6 g，仙鹤草30 g，酒黄芩6 g，炙黄芪30 g，川芎9 g，赤芍12 g，当归15 g。14剂，水煎服，1剂/日，早晚分服。

方中茯苓、猪苓、泽泻健脾渗湿，白术、黄芪益气健脾，枳实、陈皮、厚朴、半夏行气化痰散结,当归、川芎、赤芍活血化瘀。

二诊(2021年4月17日):患者神清,精神一般,胸膈痞闷,脘腹胀满,乏力较前减轻,食欲稍好转,无恶心呕吐,无胃部不适,夜寐安,大便质稀次数多,无黑便,小便正常,舌质红,苔白腻厚,脉细涩。此属脾虚痰凝。治宜健脾化痰,解毒散结。

拟方:予以参苓白术散加减:党参20 g,生黄芪20 g,麸炒白术15 g,茯苓20 g,薏苡仁20 g,炒苍术20 g,法半夏10 g,胆南星10 g,陈皮6 g,醋制乌梅20 g,木香10 g,醋五味子20 g,制吴茱萸15 g,煨肉豆蔻20 g,升麻20 g,醋柴胡10 g,白花蛇舌草20 g,焦山楂15 g,六神曲15 g,鸡内金15 g,蜜炙甘草3 g。28剂,水煎服,1剂/日,早晚分服。

三诊(2021年5月20日):患者神清,精神尚可,自诉无明显不适,无恶心呕吐,无腹痛腹胀,无胃部不适,夜寐安,食欲可,大便质稀,无黑便,小便正常,舌质红,苔白腻,脉细。

在前方的基础上加减,方药如下:党参20 g,生黄芪20 g,麸炒白术15 g,陈皮6 g,醋制乌梅20 g,木香10 g,醋五味子20 g,制吴茱萸15 g,升麻20 g,醋柴胡10 g,白花蛇舌草20 g,焦山楂15 g,六神曲15 g,鸡内金15 g,蜜炙甘草3 g。28剂,水煎服,1剂/日,早晚分服。

四诊(2021年6月18日):患者神清,精神可,脘腹胀满,无恶心呕吐,无胃部不适,夜寐安,纳食可,大便质稀次数多,无黑便,小便正常,舌质红,苔白腻厚,脉细涩。

拟方如下:党参20 g,生黄芪20 g,麸炒白术15 g,茯苓20 g,麸炒苍术20 g,法半夏10 g,麸炒薏苡仁20 g,陈皮6 g,醋制乌梅20 g,木香10 g,醋五味子20 g,升麻20 g,醋柴胡10 g,白花蛇舌草20 g,焦山楂15 g,六神曲15 g,鸡内金15 g,蜜炙甘草3 g。14剂,水煎服,1剂/日,早晚分服。

后患者门诊随诊,病情稳定。

【按语】 脾主运化,恶湿。患者喜食肥甘,饮食不节,使脾胃运化负担加重而虚弱,脾虚不化,痰湿内生,痰性黏滞,易阻气机,气滞则血行不畅而血瘀,最终痰瘀互结。痰饮形成之后,多留积于肠胃、胸胁及肌肤,或随气之升降流行,内而脏腑,外至筋骨皮肉,形成多种病症,因此有"百病多由痰作祟"之说。故予以健脾化痰、活血化瘀、解毒散结等综合治疗。患者症状改善,病情稳定。

病案四:原发性肝癌介入治疗术后

杨某,男,52岁。

主诉:2022年7月因上腹部不适查CT:肝右前叶占位,考虑肝癌。后行肝介入治疗。2022年8月开始口服仑伐替尼。2022年8月3日复查CT提示肿瘤较前增大,于2022年9月8日行肝动脉化疗栓塞术,术后2022年9月11日突发呕血便血,2022年9月15日行食管曲张静脉套扎术,并停用仑伐替尼。2022年10月6日、2022年10月30日行信迪利单抗200 mg治疗,2022年10月8日行肝动脉化疗栓塞术,2022年11月21日行肝动脉插管术,并行信迪利单抗200 mg联合FOLFOX方案灌注化疗。2023年1月20日行卡度尼利单抗375 mg治疗。2023年3月10日行肝动脉栓塞化疗术。

一诊(2023年3月15日):患者神清,精神可,患者一般情况良好,偶有疲乏无力,自汗,无心慌胸闷,无胸闷胸痛,无恶心呕吐,无呕血黑便,无腹痛腹泻,饮食一般,睡眠可,二便正常,舌质红,苔白腻厚,脉细涩。近期体重未见明显变化。

辨证:脾虚湿困证。治法:健脾化痰,除湿解毒。

拟方:党参20 g,茯苓15 g,生地黄20 g,熟地黄20 g,泽泻10 g,覆盆子30 g,桑叶15 g,酒黄精20 g,炒决明子15 g,化橘红10 g,菊花15 g,麸炒白芍15 g,梅花10 g,仙鹤草15 g,炒川楝子10 g,蜜炙甘草6 g。28剂,水煎服,1剂/日,早晚分服。

方中党参、茯苓益气健脾,生地黄、熟地黄、麸炒白芍养阴,泽泻利水,覆盆子、酒黄精、炒决明子、菊花、梅花调肝,化橘红燥湿,仙鹤草解毒,蜜炙甘草调和诸药,诸药合用共奏健脾化湿、解毒散结之功。

二诊(2023年4月15日):患者神清,精神可,患者一般情况良好,未诉其他明显不适,无恶心呕吐,无呕血黑便,无腹痛腹泻,纳食可,夜寐安,二便正常,舌质红,苔白腻厚,脉细涩。近期体重未见明显变化。

在之前基础上加减:党参20 g,生地黄20 g,熟地黄20 g,覆盆子30 g,桑叶15 g,酒黄精20 g,炒决明子15 g,化橘红10 g,菊花15 g,麸炒白芍15 g,仙鹤草15 g,炒川楝子10 g,蜜炙甘草6 g。14剂,水煎服,1剂/日,早晚分服。

三诊(2023年5月3日):患者状态良好,病情稳定,舌质红,苔白腻,脉细。

拟方:党参20 g,生地黄20 g,熟地黄20 g,覆盆子30 g,桑叶15 g,炒决明子15 g,化橘红10 g,菊花15 g,仙鹤草15 g,炒川楝子10 g,蜜炙甘草6 g,麸炒白芍15 g。14剂,水煎服,每日1剂,早晚分服。

后患者门诊随诊,病情稳定。

【按语】 患者平素劳累过度,思虑伤脾,引起脾运化水湿功能失常,水湿内生,阻滞气机。一日三餐后的食物经过脾的运化,被人体消化、吸收后才能变成营养,维持生命活动,脾虚,运化失常,气血生化无源,故出现疲乏无力、自汗、恶心欲吐、偶有腹胀。治疗全程予以健脾化湿,兼以解毒散结,扶正固本。

病案五:原发性肝癌介入治疗术后,维持免疫治疗

孙某,女,72岁。

主诉:2021年因腹痛查影像学确诊原发性肝癌,2021年4月7日行肝动脉灌注化疗术,后行"奥沙利铂＋氟尿嘧啶"动脉灌注化疗,2021年4月17日开始"仑伐替尼8 mg,qd"口服治疗,后联合"卡瑞利珠单抗200 mg"免疫治疗,2021年5月22日查胸腹部CT示肝癌范围较前缩小,治疗有效。后患者出现血小板偏低,大量胸腔积液,时有恶心呕吐等不良反应,调整仑伐替尼为4 mg,qd,维持治疗。

一诊(2021年5月24日):患者神清,精神差,食欲不振,时有恶心呕吐,胸胁胀痛,乏力气短,口干口苦,夜寐欠佳,二便尚调,舌红,苔黄腻,脉弦滑。湿热毒邪入侵,由表入里,阻滞中焦,湿热熏蒸,致气机阻滞,血行不畅,肝胆疏泄失常,日久湿、热、气、血聚集成毒。

辨证:肝胆湿热证。治法:清热利湿,解毒散结。

拟方:龙胆泻肝汤合五味消毒饮加减:龙胆草15 g,黄芩15 g,栀子10 g,泽泻10 g,木通10 g,车前子15 g,柴胡15 g,金银花15 g,野菊花15 g,蒲公英10 g,紫花地丁10 g,香附10 g,郁金10 g,延胡索10 g,茵陈10 g,白花蛇舌草10 g。14剂,水煎服,每日1剂,早晚分服。

二诊(2021年6月10日):患者神清,精神一般,胁痛较前明显减轻,食欲较前改善,乏力,夜寐欠佳,二便尚调,舌红,苔白腻,脉弦滑。

在之前基础上加减:龙胆草15 g,黄芩15 g,栀子10 g,泽泻10 g,木通10 g,车前子15 g,柴胡15 g,野菊花15 g,香附10 g,郁金10 g,延胡索10 g,白花蛇舌草10 g。14剂,水煎服,1剂/日,早晚分服。

三诊(2021年6月25日):患者神清,精神可,患者一般情况良好,疲乏无力,自汗,无心慌胸闷,无胸闷胸痛,无恶心呕吐,无呕血黑便,无腹痛腹泻,饮食一般,睡眠可,二便正常,舌质红,苔白腻厚,脉细涩。近期体重未见明显变化。

此属脾虚湿困证,予以健脾化痰、除湿解毒。

拟方:党参20 g,茯苓15 g,生地黄20 g,熟地黄20 g,泽泻10 g,覆盆子30 g,桑叶15 g,炒决明子15 g,菊花15 g,麸炒白芍15 g,梅花10 g,仙鹤草15 g,焦山楂15 g,六神曲15 g,鸡内金15 g,炒川楝子10 g,蜜炙甘草6 g。14剂,水煎服,1剂/日,早晚分服。

方中党参、茯苓益气健脾,生地黄、熟地黄、麸炒白芍养阴,泽泻利水,覆盆子、酒黄精、炒决明子、菊花、梅花调肝,化橘红燥湿,仙鹤草解毒,蜜炙甘草调和诸药,诸药合用共奏健脾化湿、解毒散结之功。

后患者门诊随诊,病情稳定。

【按语】 湿热毒邪入侵,由表入里,阻滞中焦,湿热熏蒸,致气机阻滞,血行不畅,肝胆疏泄失常,日久湿、热、气、血聚集成毒。予以龙胆泻肝汤合五味消毒饮后,患者湿热之邪已去。但患者病程较长,癌病日久耗伤精气,全身五脏六腑气血不足,故治以健脾开胃,以补充气血生化之源,补充人体五脏六腑所需精气,增强脾肺脏输布水谷精微的能力,兼以化湿。

许·师·点·评

临床临证发现,肝癌的发病归根到底主要为虚和瘀,在二者的基础上进一步发展成一系列病证。按照疾病的发展过程来看,首先是气虚,主要表现为脾气虚弱,导致气血运化失常,脏腑功能失职,导致气血津液不能守其职,行其道。日久则水湿内停,郁而化热,如果得不到纠正,则伤及阴津,累及精血,而见脏腑功能失常,最终导致阴阳衰竭。

六、食管癌
医案八则

病案一：食管癌放疗后

郝某，男，68岁。

主诉：2020年5月查胃镜提示食管癌，病理示食管鳞癌，中分化。2020年7月7日、7月29日行2周期"卡瑞丽珠单抗200 mg，d1＋紫衫醇酯质体210 mg，d1＋顺铂120 mg，d1"治疗。2020年10月26日行胸腔镜下食管癌根治术，术中见肿块位于食管中下段，约4 cm×3 cm大小，侵及全层，瘤旁胃左淋巴结有肿大。术后病理示："食管化疗后"，送检标本：局部管壁间质纤维组织增生，炎细胞浸润，组织细胞聚集，灶区多核巨细胞反应，未见明确肿瘤残存，化疗反应Ⅱ～Ⅲ度，瓶装上、下切缘（一），瘤旁（1/3），胃左（1/1），右气管食管沟（1/1），隆突下（1/1）淋巴结见退变的转移癌，符合化疗后反应，瘤旁（0/2），胸导管旁（0/2）淋巴结未见转移癌。2021年1月8日行1周期化疗（紫杉醇酯质体＋奈达铂）。化疗结束后于2021年1月27日开始行术后辅助放疗。

一诊（2021年4月5日）：患者肢体乏力，气短懒言，口咽干燥，声音嘶哑，偶有干咳，二便调，夜寐安，舌质红，苔薄，脉细数。

辨证：气阴两虚证。治法：益气养阴。

拟方：黄芪30 g，党参15 g，茯苓15 g，白术15 g，北沙参30 g，麦冬30 g，黄精30 g，石斛10 g，玉竹30 g，百合15 g，半夏10 g，陈皮6 g，浙贝母12 g，白花蛇舌草10 g，甘草3 g。14剂，水煎服，1剂/日，早晚分服。

二诊（2021年5月8日）：患者声音嘶哑、口咽干燥较前好转，但仍有乏力，且出现进食梗阻、饮水呛咳，偶有恶心呕吐，纳差。

拟方：黄芪20 g，党参15 g，白术10 g，茯苓10 g，郁金30 g，威灵仙30 g，石见穿30 g，莪术20 g，鸡血藤15 g，鸡内金30 g，炒谷芽10 g，炒麦芽10 g，吴茱萸15 g，半夏12 g，丁香15 g，旋覆花15 g，竹茹15 g，甘草3 g。14剂，水煎服，1剂/日，早晚分服。

【按语】 患者食管癌放疗后正气虚损，气阴两虚，肢体乏力、气短懒言此为气虚之象，口咽干燥、声音嘶哑、干咳、舌红、脉细数则为阴虚之象。放射治疗属于热邪火毒，如《伤寒论》提及："因火而动，必咽燥，吐血。"放疗后患者多为津液耗伤，热毒炽盛，治疗应以养阴清热为主，化痰散瘀为辅。方中沙参味甘、微苦，性微寒，归肺、胃经，麦冬、黄精、石斛、玉竹、百合等均为养阴之品，麦冬味甘、微苦，性微寒，归心肺、胃经，具有养阴生津、润肺止咳之效，黄精性味甘、平，归脾经、肺经、胃经，既可补肺阴，又可补肾阴，可以滋阴益精、润肺止咳、补虚填精。半夏、陈皮、浙贝母理气健脾、燥湿化痰。

二诊中患者乏力，且出现进食梗阻、饮水呛咳、恶心呕吐。方中黄芪、党参、白术、茯苓益气健脾，威灵仙善消骨鲠，为治疗食管癌进食梗阻之良药。莪术、鸡血藤化瘀散结，炒谷芽、炒麦芽、吴茱萸、半夏、丁香、旋覆花、竹茹健胃消食，降逆止呕。其中，丁香味辛，性温，归脾、胃、肺、肾经，具有温中降逆、补肾助阳的功效；旋覆花味苦、辛、咸，性微温，归肺、脾、胃、大肠经，具有降气消痰、行水止呕之功。竹茹味甘，性微寒，归胃、肺、心、胆经，具有清肺化痰、清热清心之功。此外，放疗易引发放射性食管炎及放射性肺炎，导致黏膜局部糜烂出血，甚则穿孔，此时可适当加用止血药物；针对反复咳嗽者，当加强化痰止咳、散结润肺之功。

病案二:食管癌术后

金某,男,63岁。

主诉:2021年5月行胃镜检查示:食管CA,慢性非萎缩性胃炎伴糜烂。病理示:(食管,距门齿28～32 cm处):浸润性鳞状细胞癌。2021年7月6日在全麻下行食管癌根治术+肠粘连松解术+胸腔闭式引流术+腹腔引流术。术后病理:食管中分化鳞状细胞癌,累及全层达外膜外组织,淋巴结:(一)。2021年11月19日在全麻下行纤维支气管镜检查。支气管镜:食管癌术后,支气管狭窄;超声气管镜:食管癌术后,纵隔淋巴结肿大,气管狭窄。患者食管癌术后纵隔淋巴结转移,轻度进食梗阻,支气管狭窄。入院时:患者神清,精神一般,进食无明显梗阻,稍有咳嗽咳痰,痰中带血,无胸闷胸痛,无恶心呕吐,无腹痛腹泻,夜寐尚可,二便调。

一诊(2021年11月20日):患者神清,精神不佳,吞咽梗阻,进食不畅,形体消瘦,胸骨后隐痛,泛吐痰涎,恶心偶作,口干口苦,纳寐一般,小便正常,大便干结,舌红无苔有裂纹,脉细数。

辨证:胃阴亏损证。治法:滋养胃阴,和降胃气,化痰散瘀。

拟方:旋覆花10 g,代赭石15 g,陈皮6 g,法半夏10 g,炒枳壳10 g,紫苏梗10 g,三棱10 g,莪术10 g,南沙参15 g,麦冬15 g,玉竹15 g,延胡索10 g,黛蛤散15 g,急性子10 g,石打穿15 g,炙甘草5 g。14剂,水煎服,每日1剂,早晚分服。

二诊(2021年12月5日):患者吞咽梗阻好转,胸骨后隐痛不显,痰涎量减少,恶心未作,但口干、大便干结及舌象均未见明显改变,且乏力倦怠明显。

上方去黛蛤散、旋覆花、代赭石、延胡索,加枇杷叶10 g、百合10 g、黄芪30 g。14剂,水煎服.

三诊(2021年12月25日):患者吞咽梗阻不显,进食较畅,疲乏改善,痰涎基本消失,口干口苦好转,大便渐成形,舌质红,苔少无裂纹。

上方基础上去紫苏梗、枇杷叶、急性子。

【按语】 患者食管鳞癌术后,极易津亏阴损,而舌红无苔有裂纹亦证实为阴液耗伤之象。阴液亏损,虚而生内热,热邪煎津液则为痰,熬血液则为瘀,痰瘀交阻,阻滞气机,气机不畅,瘀滞不通,不通则痛,故见胸骨后隐痛。热邪伤津,故见口干口苦、大便干结,脉细数亦为阴虚内热之象。阴液亏损,胃失濡润,和降失司,加之热邪煎津所生之痰,故见恶心偶作、泛吐痰涎。总体来说,本案患者津亏阴伤为本,兼受气结、痰瘀因素影响,故当濡润滋养阴液的同时当和降胃气、化痰散瘀。

一诊中,以沙参麦冬汤中主要的南沙参、麦冬、玉竹缓复津液,养阴润燥不滞腻,奠定甘凉濡润的总基调。和降胃气方面,以旋覆代赭汤中主要的旋覆花、代赭石两味药来实现,同时配伍枳壳、紫苏梗增强降逆之效。化痰散瘀方面,以二陈汤中主要的陈皮、半夏两味药化痰涎,配伍功专力效的黛蛤散进一步消痰;此外以三棱、莪术这一药对化瘀散结,配伍急性子、石打穿消食道瘀结、解毒活血。延胡索旨在止痛,炙甘草调和诸药。

二诊时,患者津亏之象未见明显改变,而乏力倦怠明显,说明阴损日久短期内滋阴未能立刻见效,且正气虚弱,故上方基础上加百合增强甘凉濡润之力,黄芪鼓舞正气、扶正祛邪。此外,患者吞咽梗阻好转,胸骨后隐痛不显,痰涎量减少,恶心未作,说明化痰散瘀药物疗效显著,且胃气渐降,气机渐畅,故上方基础上去旋覆花、代赭石、延胡索,改黛蛤散为枇杷叶减弱化痰之力。

三诊时患者津亏之象经滋阴治疗后得到明显改善且痰涎基本消失,故在上方基础上去枇杷叶。患者吞咽梗阻不显,进食较畅,说明经化瘀治疗后机体气机已畅,胃降有司,局部无痰瘀阻塞,故去紫苏梗减弱降逆之效,并去急性子减弱散结之力。

病案三:食管癌化疗后(一)

戴某,男,79岁。

主诉:2021年11月30日于外院行"食管癌根治术",术后病理示:食管下段贲门:溃疡型鳞癌Ⅱ级,累及全层达纤维结缔组织。瓶装上、下切缘:黏膜慢性炎。贲门旁(1/3)淋巴结见转移癌,瘤旁(0/6),下肺静脉(0/1),心膈角(0/1),食管下段(0/2),胃左(0/2)淋巴结未见转移癌。2022年1月至2022年3月行nab-PTX＋NDP化疗,共4个周期。

一诊(2022年5月11日):患者神清,精神可,胸骨后手术部位疼痛,呈刺痛,固定不移,夜间较甚,泛吐黏痰,少气乏力,纳食少,夜寐安,二便调。舌质青紫,苔厚腻,脉弦涩。

辨证:痰瘀互结证。治法:化痰散瘀。

拟方:柴胡15 g,郁金15 g,半夏12 g,陈皮12 g,砂仁15 g,姜厚朴15 g,炒白术15 g,三七粉5 g,桃仁9 g,红花9 g,党参20 g,茯苓12 g,当归15 g,牛膝9 g,甘草6 g。14剂,水煎服,1剂/日,早晚分服。

二诊(2022年5月25日):体重较前有所增加,面色红润,纳寐可,乏力症状较前好转,纳差。

原方加炒麦芽、炒山楂、焦神曲各15 g,全蝎1条,蜈蚣2条,白花蛇舌草20 g。

【按语】 食管癌中期时正邪抗争剧烈,正如《医宗必读·积聚》所言:"中者,受病渐久,邪气较深,正气较弱,任受且攻且补"。正气尚存,邪气更盛,正气衰亏,停滞之痰浊与瘀血交结,患者易出现饮食哽噎、泛吐黏痰、胸骨后刺痛、舌质青紫、苔厚腻、脉弦涩等表现。中期食管癌患者正邪抗争剧烈,病理因素主要有痰热瘀,治疗应以化痰散瘀、养阴清热为主,抗癌扶正为辅。

该患者为食管癌化疗后,痰瘀内阻,治以化痰散瘀为主,方中柴胡、郁金疏肝解郁,党参、白术、茯苓益气健脾,当归补血和营,半夏、陈皮化痰散结,砂仁、姜厚朴行气运脾,桃仁、红花、三七活血祛瘀,牛膝引药下行,甘草调和诸药。二诊时因患者一般情况良好,故加全蝎、蜈蚣通络搜剔,白花蛇舌草清热解毒,以增强祛邪抗癌之力,并加炒麦芽、炒山楂、焦神曲以消食健脾,切合了本虚标实之病机,把握了扶正与祛邪的应用时机,收到了较好的疗效。

病案四:食管癌化疗后(二)

吴某,男,65岁。

主诉:2021年5月行胃镜检查示:食管CA,慢性非萎缩性胃炎伴糜烂。术后病理示:(食管,距门齿28~32cm处):浸润性鳞状细胞癌。2021年7月6日在全麻下行食管癌根治术+肠粘连松解术+胸腔闭式引流术+腹腔引流术,术后病理:食管中分化鳞状细胞癌,累及全层达外膜外组织,淋巴结:(-)。2021年11月19日在全麻下行纤维支气管镜检查。支气管镜:食管癌术后,支气管狭窄;超声气管镜:食管癌术后,纵隔淋巴结肿大,气管狭窄。患者食管癌术后纵隔淋巴结转移,轻度进食梗阻,支气管狭窄。2021年11月25日予第1周期TP方案化疗(紫杉醇酯质体+顺铂)。

一诊(2021年11月28日):患者时有恶心欲吐,咳嗽咳痰较甚,伴少量痰中带血,无胸闷胸痛,无腹痛腹泻,纳差,夜寐尚可,二便调,舌质淡红,苔薄白,脉细弱。

辨证:脾虚痰阻。治法:益气健脾、化痰止咳。

拟方:党参15g,白术10g,茯苓15g,炙百部15g,蜜紫菀15g,桔梗10g,白及10g,陈皮6g,姜半夏15g,蜜枇杷叶15g,川贝母5g,白茅根10g,姜竹茹15g,生姜10g,甘草3g。14剂,水煎服,1剂/日,早晚分服。

【按语】 化疗期间的患者应时刻注意顾护胃气及填精生髓,正如李东垣在《脾胃论》中所说:"百病皆由脾胃衰而生,若脾胃之本弱,饮食自倍,既而元气亦不能充,而诸病之所由生也。"患者化疗后脾胃受损,故见恶心欲吐、纳差、脉细弱等表现。另患者咳嗽咳痰、痰中带血,为虚实夹杂之病证,治疗时当标本兼治,扶正补脾的同时加用化痰止血之品。方中党参、白术、茯苓扶正健脾,半夏辛散温燥有毒,主入脾胃,兼入肺,具有镇咳祛痰、降逆止呕之功;姜竹茹归肺、胃、心、胆经,可清热化痰、除烦止呕;生姜味辛,性温,入肺经、胃经和脾经,具有散寒解表、降逆止呕的功效。百部性温,归肺经,可润肺止咳;桔梗性苦、辛,性平,归肺经,可宣肺、利咽、祛痰、排脓;枇杷叶味苦、微寒,归肺胃经,具有清肺止咳、和胃降逆的功效。款冬温、辛、微苦,归肺经,功效润肺下气、化痰止嗽,《药性论》云其主疗肺气心促、急热乏劳、咳连连不绝、涕唾稠黏,治肺痿肺痈吐脓。百合味甘、性寒,归心、肺经,作用平和,养阴润肺、止咳祛痰;贝母味甘、苦,性微寒,归肺经、心经,可清热润肺、化痰散结止咳,以上诸药共奏宣肺止咳、化痰散结之功。另加白茅根、白及止血、其中白茅根甘、寒,归肺、胃、膀胱经,凉血止血、清热利尿;白及寒凉苦泄,收敛止血、消肿生肌,为收敛止血之要药物,甘草调和诸药。

病案五:食管癌免疫治疗后(一)

张某,女,70岁。

主诉:2021年1月患者因进食梗阻感就诊于江苏省中医院,2021年2月14日胸部CT提示:食管中段局部不均匀增厚,考虑食管癌可能,建议内镜检查。2021年2月18日胃镜检查提示:距门齿约25~30 cm见不规则新生物,占据管腔约1/2,周病灶表面凹凸不平,覆厚污苔,活检提示:食管新生物,慢性胃炎。2021年2月20日病理回示:(食管距门齿25~30cm)食管鳞状细胞癌,中分化。2021年7月食道造影提示:食管癌(胸中段9.5 cm)。排除禁忌,2021年7月5日起于省中放疗科行放疗。后行4个周期化疗。2022年2月18日复查胸部CT提示:"食管癌放疗后"复查,食管中段局部不均匀增厚较前2021年12月10日改善,气管分叉水平食管气管瘘、周围复杂瘘道形成两肺感染,建议治疗后复查;纵隔数枚轻度肿大淋巴结同前。

一诊(2022年1月20日):患者神志清,精神可,全身乏力,面色少华,暗淡不荣,两目晦暗滞,胸骨后隐痛不适,部位固定不移,夜寐一般,二便正常,舌质青紫,苔薄白,脉弦涩。

辨证:瘀血内结。治法:破结行瘀,滋阴养血。

拟方:生地 15 g,熟地 15 g,当归 15 g,桃仁 15 g,红花 15 g,升麻 10 g,三棱 15 g,莪术 10 g,穿山甲 15 g,黄芪 15 g,党参 10 g,炒白术 10 g,炙甘草 6 g。14 剂,水煎服,每日 1 剂,早晚分服。

【按语】 患者舌质青紫,苔薄白,脉弦涩,病机为瘀血内结证,治当破结行瘀,滋阴养血,中药汤药以通幽汤为基础方进行加减,方中生地、熟地、当归滋阴养血,其中生地味甘、苦,性寒而入血分,能清营血分之热而凉血,用于温热病之高热、口渴、舌红绛,具有凉血止血、清热生津、润肠通便的功效。熟地味甘、微温,入肝、肾经有滋阴、补血之功。如《珍珠囊》云其大补血虚不足,通血脉,益气力。当归为补血药,味甘、辛、温,归肝、心、脾经,具有补血活血、调经止痛、润肠通便等功效。《本草正》云:"当归,其味甘而重,故专能补血,气轻而辛,故又能行血,补中有动,行中有补,诚血中之气药,亦血中之圣药也。"桃仁与红花为常用药对,桃仁味苦平,归心肝肺、大肠经,具有活血祛瘀、润肠通便的作用;红花味辛温,归心、肝经,有活血祛瘀、通经的作用。三棱苦平辛散,入肝脾血分,为血中气药,长于破血中之气,以破血通经;莪术苦辛温香,入肝脾气分,为气中血药,善破气中之血,以破气消积。两药伍用,气血双施、活血化瘀、行气止痛、化积消块力彰。穿山甲苦辛微温,归肝、脾经,可活血祛瘀散结。黄芪、党参、升麻、白术有益气健脾、补气升阳的作用。"气行则血行,气止则血止,气温则血滑,气寒则血凝",气为血之帅,气能生血、行血、摄血,血的运行有赖气的推动,因此在方中加用补气药助化瘀行血。

病案六:食管癌免疫治疗后(二)

蔡某,女,87 岁。

主诉:患者于 2020 年 8 月 25 日至南京鼓楼医院查胃镜,结果示:(1) 食管占位:食管癌;(2) 贲门炎;(3) 慢性非萎缩性胃炎。病理:(食管 28 cm)高级别恶性肿瘤,疑为小细胞癌。免疫组化:病理补充诊断(食管 28 cm)免疫组化表型支持诊断为小细胞癌。免疫组化:癌细胞表达 P63(＋),P40(－),CD56(＋＋＋),Syn(＋＋),CgA(＋＋＋),Ki67(约 50％＋),CK(＋)。2020 年 9 月至 11 月行"信迪利单抗＋奈达铂"治疗 4 个周期。2020 年 12 月 14 日行第 5 周期治疗(信迪利单抗＋紫杉醇酯质体)。2021 年 1 月起口服阿帕替尼靶向治疗。

一诊(2021 年 2 月 22 日):患者神志清,精神一般,咳嗽咳痰,痰白质黏,全身乏力,进食梗阻,泛吐呕恶,纳食减少,夜寐安,二便正常,舌质淡白,苔白腻,脉滑。

辨证:痰饮内阻。治法:化痰散结,润肺止咳。

拟方:陈皮 3 g,法半夏 3 g,麸炒白术 5 g,麸炒薏苡仁 5 g,干姜 10 g,白芥子 3 g,诃子 5 g,北沙参 5 g,麦冬 5 g,党参 5 g,蜜紫菀 5 g,川贝母 1 g,茯苓 8 g,麸炒枳壳 5 g,焦六神曲 5 g,砂仁 6 g,炒苦杏仁 4 g。14 剂,水煎服,1 剂/日,早晚分服。

二诊(2021 年 3 月 10 日):患者咳嗽咳痰明显好转,现乏力明显,大便不通,考虑患者高龄、肿瘤晚期、久病体虚,气血阴阳不足,肠失润养,推动无力,排便不爽,治宜扶正祛邪兼顾。

上方去川贝、半夏、诃子、紫菀,加大黄 10 g、芒硝 15 g、大腹皮 15 g。

【按语】 方中陈皮味苦、辛,性温,辛能散,苦能燥、能泻,温能补、能和,具有理气健脾、燥湿化痰的作用,半夏为天南星科植物半夏的块茎,归脾胃、肺经,具有燥湿化痰、降逆止呕、消痞散结的功效。陈皮和半夏为常用药对,二药配伍相互促进,散降有序,使脾气清儿痰自化、气机畅则痞自除,胃和降而呕自止,共奏燥湿化痰、健脾和胃、理气止呕的功效。川贝母性寒、味微苦,为止咳化痰平喘常用药物,可润肺止咳、化痰散结,与紫菀、苦杏仁、诃子联用共奏理气、化痰、止咳之功。痰为阴邪,得温则化,干姜味辛,性热,归脾、胃、肾、心、肺经,具有温中散寒、回阳通脉、温肺化饮的功用;白芥子味辛,入肺经,具有利气豁痰之效,二药共奏温肺化痰之用,再加沙参、麦冬滋润肺燥。脾主运化,脾失健运则水湿内生,湿聚则成痰,因此痰饮的形成其本质是脾运化失度,因此加用补气健脾之品。党参补中益气、健脾益肺,白术、茯苓、薏苡仁健脾燥湿,为治病求本。再加枳壳、砂仁、神曲等理气宽胸兼化湿和胃。

病案七:晚期食管癌(Ⅳ期)(一)

李某,男,72岁。

主诉:患者近2年前无明显诱因下出现进食不适,表现为进食时出现胸骨后隐痛,伴有进食梗阻感。当时未予重视,自2018年8月开始患者进食困难加重,仅可流质饮食,外院行胃镜检查示:距门齿30～34 cm新生物。于2018年12月28日至江苏省肿瘤医院在全麻下行食管根治术。术后病理示:食管:溃疡型鳞癌Ⅱ～Ⅲ级伴坏死,累及全层达外膜外脂肪结缔组织,侵犯神经。患者术后9天出现不明原因发热,行食管-胃弓上吻合,目前吻合口未见明显异常。2019年3月5日开始放疗。2019年7月发现右侧第7肋骨骨转移,服用替吉奥进行化疗。2020年4月24日复查颈胸腹CT示:食管癌术后放疗后骨转移,右侧第7肋骨质异常,周围软组织肿胀较前明显。病程中患者咳嗽咳痰症状一直存在。

一诊(2020年5月12日):患者神志清,咳嗽间作,咯黄黏痰,夜咳甚,偶咯出血块,夜间盗汗,疲乏力,吞咽不畅有梗阻感,以进食硬物为甚,尚可进软食,稍有饮水呛咳,咽干不适,纳谷欠馨,大便干结,寐差。舌质暗红,舌苔白腻,脉弦滑。

辨证:气阴两虚。**治法:**益气养阴,化痰散结。

拟方:山药15 g,牡丹皮15 g,泽泻10 g,茯苓15 g,党参15 g,女贞子15 g,黄芪15 g,墨旱莲10 g,墓头回10 g,川贝母10 g,桔梗6 g,蜜紫菀10 g,炙百部10 g,半枝莲10 g,阿胶8 g,当归10 g,炒白芍10 g,炙甘草6 g。

【按语】 患者证属气阴两虚,同时兼有痰气郁结。方中党参、黄芪、山药益气健脾，其中，山药味甘，温，可健脾益气，补肺固肾，益精。《本经》云：主伤中，补虚，除寒热邪气，补中益气力，长肌肉，久服耳目聪明。《纲目》云：益肾气，健脾胃，止泻痢，化痰涎，润皮毛。女贞子味甘、苦，性凉，归肝、肾经，具有滋补肝肾、明目乌发的功效。《本草正》云：养阴气，平阴火，解烦热骨蒸，止虚汗，消渴，及淋浊，崩漏，便血、尿血，阴疮，痔漏疼痛。亦清肝火、明目止泪。墨旱莲味甘酸，平，性寒，入肾、肝、胃、大小肠，入足少阴经血分。可凉血止血、补肾益阴。《纲目》云：乌须发，益肾阴。《本草正义》云：入肾补阴而生长毛发，又能入血，为凉血止血之品。阿胶味甘，性平，归肺、肝、肾经，可补血滋阴、润燥止血，《名医别录》云：主丈夫小腹痛，虚劳羸瘦，阴气不足，脚酸不能久立，养肝气。半枝莲味苦、辛，性寒，归肺、肝、肾经，具有清热解毒、祛痰、散瘀的功效。墓头回苦、微酸、涩、凉，可清热燥湿、止血止带。当归味甘、辛、性温，归肝、心、脾经，具有补血活血、调经止痛、润肠通便的功用。当归，其味甘而重，故专能补血，其气轻而辛，故又能行血，补中有动，行中有补，凡有形虚损之病，无所不宜。另患者咳嗽咳痰，再加川贝、桔梗、蜜紫菀、炙百部等止咳化痰。

病案八：晚期食管癌(Ⅳ期)(二)

任某，男，67岁。

主诉：2019年4月29日患者因食管癌在南京鼓楼医院行"食管及部分胃切除术"。术后病理示：食管多灶性鳞型细胞癌。2019年6月11日至2019年8月14日行"紫杉醇酯质体＋奈达铂"化疗4个周期，后调整化疗方案继续治疗。10天前患者出现间断性头晕、呕吐，左侧肢体活动不利，伴口角及左指端麻木感。2020年6月8日患者在明基医院查头颅MR，提示颅内转移灶较前增大，并于2020年6月8日及2020年6月19日在该院行头颅伽马刀放射治疗2次。

一诊(2020年6月21日)：神疲乏力，吞咽不畅有梗阻感，以进食硬物为甚，尚可进软食，稍有饮水呛咳，咽干不适，纳谷欠馨，大便干结,寐差。舌质暗红,舌苔白腻,脉弦滑。

辨证:脾虚痰浊。治法:益气健脾,理气化痰。

拟方:党参15 g,白术15 g,茯苓10 g,生薏苡仁30 g,贝母20 g,法半夏10 g,砂仁3 g,郁金15 g,威灵仙9,枳壳10 g,丹参10 g,全瓜蒌15 g,莪术9 g,干蟾皮9 g,天龙6 g,威灵仙15 g,大枣15 g。14剂,水煎服,1剂/日,早晚分服。

二诊(2020年7月5日):患者连服上药半月,自诉进食梗阻感较前缓解,饮水顺畅,口干,纳食尚可,大便通畅,舌质红,苔薄,脉弦滑。此为痰瘀互结,郁久生热伤阴,治守原法,效不更方,酌加养阴之品以清热。

原方加生地15 g、麦冬9 g。

【按语】 患者舌质暗红,舌苔白腻,脉弦滑,证属脾虚痰浊,治当益气健脾、理气化痰。患者脾气亏虚,痰浊壅滞,故见吞咽不畅有梗阻感,咽干不适。方中党参性平、味甘,归脾、肺经,健脾益肺,补中益气,养血生津;白术味苦甘、性温,补气健脾,燥湿利水,止汗安胎;茯苓味甘、淡,性平,归心、肺、脾、肾经,《本草衍义》云:茯苓、茯神,行水之功多,益心脾不可阙也。白术、茯苓益气健脾,脾气充则有化湿之力,湿浊去自有健脾之功,共同发挥益气健脾之功用。薏苡仁甘淡微寒,归脾、肺、肾经,《药品化义》:薏米,味甘气和,清中浊品,能健脾阴,大益肠胃。主治脾虚泻,致成水肿,风湿盘缓,致成手足无力,不能屈伸。贝母、半夏化痰散结,砂仁味辛、性温,归脾、胃、肾经,芳香行散,降中有升,可化湿和胃、温脾止泻;瓜蒌性寒、味甘,微苦,清热涤痰,宽胸散结;枳壳气味清香,味苦、微酸、性微寒,归脾、胃、肝经,具有理气宽中、行滞消胀的功效。莪术归脾经,消积止痛、行气破血;丹参味苦、微寒,归心、肝经,活血止痛、宁心安神;郁金辛苦寒,归肝、心、肺经,活血止痛、行气解郁;上诉诸药共奏理气活血之功。大枣调和诸药,益气和中,为使药。在顾护正气的同时,加用干蟾皮、天龙等解毒消癥之品,方证得当,寓通于补,标本兼顾。

许·师·点·评

食管癌以鳞状细胞癌为主，常在早中期进行手术或放化疗。中医中药需根据辨证结合治疗。在术后常辅助补益气血之法；放疗化疗后则当益气养阴、活血解毒为主。晚期食管癌，常脾肾亏虚、痰瘀互积之证，当以健脾益肾、化痰祛瘀为治则，以改善症状、提高生存质量，进而延长生存期。

七、妇科肿瘤
医案四则

病案一:卵巢癌复发转移

李某,女,72岁。

主诉:患者因查B超发现左侧附件区囊实性混合回声包块进行性增大。于2021年7月7日在外院行"经腹子宫全切术＋双侧输卵管卵巢切除术"。病理示:左附件恶性肿瘤,低分化癌,倾向高级别浆液性癌,双侧宫旁及宫骶切缘未见肿瘤残留。免疫组化示:肿瘤细胞表达:CK7(＋＋),CK20(－),Villin(－),TT-1(－),CA125(部分＋),CEA(－),Pax-8(－),ER(＋),PR(－),P53(90％增强),P16(＋＋＋),NapsinA(－),CA199(局灶＋),CK-P(＋＋),MSH2、MSH6、MLH1、PMS2均保留表达。术后未行放化疗。后复查肿瘤指标CA125持续缓慢上升。2022年3月2日在江苏省第二中医院查全腹增强CT:肝右叶包膜下23 mm类圆形低密度灶及腔静脉前方肿大淋巴结,考虑转移。2022年3月10日于江苏省人民医院行超声引导下肝转移瘤消融术,消融后予奥拉帕利口服靶向维持治疗,CA125下降,定期复查病情稳定。后奥拉帕利维持治疗。

一诊(2022年7月20日):患者恶心干呕,便溏,每日3～4行,饭后即便,双下肢乏力,偶有咳嗽咳痰。症见舌淡有齿痕,苔白腻,脉细弱。

辨证:脾肾两虚。治法:健脾补肾。

拟方:生黄芪30 g,党参20 g,茯苓10 g,炒白术10 g,炙甘草6 g,

阿胶珠 10 g,酸枣仁 15 g,姜半夏 10 g,陈皮 10 g,桑白皮 10 g,地骨皮 10 g。14 剂,水煎服,1 剂/日,早晚分服。

二诊(2022 年 8 月 16 日):患者诉眠差,醒后难再入睡,大便每日一行且成形,舌暗淡,苔薄。建议继续口服奥拉帕利靶向治疗。

结合患者意愿及症状调整处方:柴胡 10 g,黄芩 10 g,党参 20 g,生黄芪 30 g,阿胶珠 10 g,酸枣仁 15 g,炒白术 10 g,茯苓 10 g,炙甘草 6 g,姜半夏 10 g,陈皮 10 g,莪术 10 g,浙贝母 10 g。

之后患者每 2~3 个月复诊,定期复查实验室指标及影像学,检查未见异常。在辨证论治的原则下,中医处方以疏肝健脾扶正为主,调整活血化瘀、化痰散结中药种类和用量。

至 2023 年 10 月,患者自述复查未见异常,纳可,眠安,大便每日 1 行成形,夜尿 0~1 次,体重稳定。

继服中方:桑白皮 6 g,地骨皮 6 g,党参 6 g,茯苓 6 g,柴胡 6 g,炒白术 6 g,炒枣仁 10 g,黄芩 6 g,五味子 3 g,麦冬 6 g,赤芍 6 g,牡丹皮 6 g。早晚分服。

【按语】 患者为老年女性,发病时即为晚期恶性肿瘤,曾接受外科手术、靶向等治疗,其中医治疗可分为两阶段。第一阶段患者接受西医常规治疗化疗,毒副反应明显,表现为恶心干呕及骨髓抑制。中医治疗当以减轻化疗不良反应为主,教授认为化疗不良反应病机为脾肾两虚,治宜健脾补肾,给予生黄芪、党参、茯苓、炒白术健脾益气。患者靶向治疗中出现恶心干呕,加用姜半夏、陈皮降逆止呕。患者免疫组化示雌激素受体阳性,其发病与雌激素水平相关,因此需避免使用含有雌激素的补肾药物,基于"肝肾同源"理论,给予酸枣仁养肝血。嘱患者避免食用富含雌激素的食物并加强锻炼。患者偶有咳嗽咳痰,予桑白皮、地骨皮清肺止咳。第二阶段患者西医治疗以靶向治疗为主,中医治疗以抗复发转移、延长稳定期为主要目标。由于患者担心疾病复发,处于焦虑状态,急躁易怒,怒气伤肝,肝失疏泄,肝气郁结,气机阻滞。五行中肝脏相克脾脏,肝木旺盛克制脾土,导致脾脏功能受损,脾主运化,水液代谢失常,壅生痰浊发为卵巢癌。因此此阶段治疗以疏肝健脾、化痰祛瘀为主要治则。

患者二诊时在健脾基础上加用柴胡、黄芩疏肝理气,配合莪术、浙贝母祛瘀化痰散结。此后患者定期复查均未见异常,病情稳定。效不更方,扶正以疏肝健脾不变,按期调整祛邪药物种类及用量。

近诊患者不适症状全部消失,中医治疗仍以抗复发转移为主,口服疏肝健脾养阴中药。患者经中医治疗生活质量有所提高,生存期不断延长。

病案二:输卵管恶性肿瘤

张某,女,63岁。

主诉:患者2017年5月23日在全麻下行盆腔粘连松解术+全子宫+双附件切除术+盆腔淋巴结清扫术。术后病理示:(右侧输卵管伞端肿物)示低-中分化腺癌,癌肿大小约3 cm×3 cm×1.5 cm,癌组织浸润输卵管全层,癌组织脉管内未见癌栓,右侧卵巢、左侧附件、子宫体均未见癌累及。宫颈管内口处黏膜示宫颈管纤体来源的腺肌症,伴微灶性腺体轻微不典型增生并间质出血。子宫内膜呈萎缩性改变。术后恢复好。患者于8月1日因"输卵管恶性肿瘤Ⅱa期术后化疗中复发?"在腹腔镜下行探查术+大网膜切除术+胆囊切除术,网膜组织送病理,快速回报良性。治疗中分别予2017年6月5日、6月27日、7月18日、8月9日、9月1日、9月26日行TP(PTX 240 mg+NDB 120 mg)方案化疗6周期,化疗后出现白细胞、血小板降低,予对症处理后好转。2018年7月10日复查胸、全腹部CT示:(1)"输卵管腺癌"术后,盆腔未见异常强化灶;(2)右心隔角区、腹盆腔、腹膜后、双侧腹股沟多发淋巴结显示部分略大:较前(2018年4月17日)相仿。评价患者病情稳定。其后多次复查,病情稳定,无明显复发转移,患者病情稳定。

一诊(2022年5月14日):患者左下肢肿胀,以足背部为主,伴左下肢刺痛,郁郁寡欢,情绪低落,不喜与人交流,小便少,大便偏干,舌下络脉青紫增粗,舌苔薄白,脉弦。查体:左下肢肿胀,膝以下皮肤发红,局部纹理消失,左膝、踝关节活动差。

辨证:肝气郁结,水瘀交结。治法:疏肝解郁,活血利水

拟方:柴胡12 g,陈皮10 g,香附12 g,川芎8 g,枳壳10 g,赤芍15 g,白芍15 g,茯苓12 g,桂枝10 g,白术15 g,泽泻10 g,川牛膝15 g,丹参30 g,生地15 g,当归10 g,桃仁12 g,红花12 g。7剂,水煎服,每日1剂,早晚分服。

二诊(2022年5月22日):患者感水肿减轻,左下肢皮肤出现皱褶,左下肢仍发红,伴刺痛感;面色晦暗,舌体瘦薄有瘀点,舌红无苔,脉涩。

辨证:水瘀交结。治法:活血利水消肿。

拟方:桃仁12 g,红花12 g,生地15 g,当归15 g,赤芍15 g,川牛膝15 g,丹参30 g,茯苓皮15 g,大腹皮15 g,桂枝10 g,泽泻10 g,白术15 g,生姜皮15 g,枳壳10 g,陈皮12 g,厚朴15 g。7剂,水煎服,每日1剂,早晚分服。

三诊(2022年5月30日):患者左下肢肿胀减轻,稍感刺痛,感口干,手脚心发热,心烦,食纳下降,乏力,小便量增多,大便稍干,舌体瘦薄而红,脉沉细。

辨证:气阴两虚,水瘀交结。治法:益气养阴,活血利水。

拟方:党参15 g,黄芪15 g,麦冬30 g,生地30 g,玄参30 g,茯苓15 g,桂枝10 g,泽泻12 g,桃仁12 g,红花12 g,怀牛膝15 g,丹参15 g,当归12 g,赤芍15 g。7剂,水煎服,每日1剂,早晚分服。

四诊(2022年6月20日):患者左下肢刺痛基本消失,左足背轻度肿胀,食纳可,夜寐可,小便增多,大便正常。

辨证:痰瘀互结,水瘀交结。治法:化痰软坚,活血利水。

拟方:桃仁12 g,红花12 g,生地15 g,赤芍15 g,当归15 g,茯苓12 g,枳实12 g,厚朴15 g,陈皮12 g,清半夏8 g,丹参30 g,川牛膝

15 g,玄参 15 g,牡蛎 30 g,浙贝母 15 g,生甘草 6 g。7 剂,水煎服,每日 1 剂,早晚分服。

【按语】 许尤琪教授强调本病的主要病机是水瘀交结,治疗以活血利水为法,根据患者存在的湿热下注、肝气郁结、脾虚湿滞、气阴两虚等证型分别给予清热利湿、疏肝解郁、健脾化湿、益气养阴等治法。活血利水时以祛邪为主,长期使用必伤人体正气,且本病患者属于本虚标实证,治疗时遵循"虚者补之,实者泻之"的原则。此外,在辨证施治时需顾及患者术后放疗、化疗对体质的影响,根据正邪变化来调整补泻药物的比例,以适应临床需求。

许教授认为妇科肿瘤术后下肢水肿亦需分期辨治,分为初期、中期、末期。本病总体属于本虚标实证,标实为湿阻、气滞、水停、瘀生;本虚为气虚、阴虚、阳虚、气阴两虚。临证时需遵循"补不足损有余"的原则,本病初期以邪实为主,治疗上分别给予利湿、行气、活血、利水为主,祛邪时不忘顾护正气;疾病中期,属于邪实正虚,治疗以扶正祛邪为主,治疗上需严守病机,辨治时避免耗伤正气;疾病末期则以正气虚为主,治疗以益气、养阴、温阳为主,配合化湿、利水、行气、活血等以祛邪,需做到"补虚不忘祛邪,祛邪不忘其虚。"

患者入院后辨证为肝气郁结、水瘀交结,给予柴胡疏肝散、五苓散合桃红四物汤化裁。7 剂中汤药治疗后患者肿胀减轻,肝郁之象好转,此时患者主要是左下肢肿胀,以标实为主,故给予桃红四物汤合五苓散化裁。此 7 剂中药后患者肿胀减轻,而后气阴两虚症状突显,故又给予益气养阴、活血利水之法治疗。后患者左下肢刺痛减轻,肿胀明显减轻,针对患者恶性肿瘤原发病及左下肢轻度肿胀,最后以桃红四物汤、五苓散合消瘰丸化裁收功。

病案三:卵巢癌血小板减少

焦某,女,61 岁。

主诉:患者 2021 年 6 月因卵巢癌至东南大学附属中大医院行女

性盆腔廓清术(盆腔腹膜切除＋盆腔包块切除＋双侧附件切除＋子宫切除＋乙状结肠、部分直肠、末端小肠、阑尾、右半结肠切除＋大网膜切除＋脾脏、胰尾部分切除＋右侧膈肌病灶切除)。术后病理(2021年6月8日)诊断:双侧卵巢和输卵管表面累及,双侧输卵管伞段均见癌累及。组织学病理:浆液性癌。术后行6个周期紫杉醇＋顺铂化疗。2021年11月10日复查胸腹盆部CT见腹盆腔小肠系膜、小网膜稍增厚,腹膜后淋巴结略有缩小,未见明显复发转移征象。2021年11月18日因血小板明显降低,予输注血小板、升白、升血小板、提高免疫、营养支持等治疗。2021年12月3日复查血小板$15×10^9$/L,双下肢少许散在小出血点。在外院予多次输注血小板治疗,2021年12月30日行骨髓穿刺,骨髓片结果显示:全片共见巨核细胞4个,为颗粒,血小板散在;血片结果显示:白细胞数稍低,嗜中性粒细胞以分叶核为主,淋巴细胞比例尚可,成熟红细胞形态及血小板同髓片;其后患者血小板、白细胞反复下降,予重组人白介素-11升血小板,间断予重组人粒细胞刺激因子升白,反复多次输注血小板。期间2022年1月20日开始口服艾曲泊帕升血小板治疗,至5月21日停用。

一诊(2022年5月21日):患者全身散在陈旧性瘀斑,喉中有痰,纳寐可,二便调,素易外感,舌红,苔白腻,脉弦细。

辨证:脾气亏虚,热伏阴分。治法:健脾益气,化痰和胃,凉血止血。

拟方:制半夏9 g、陈皮9 g、茯苓9 g、浙贝母9 g、生薏苡仁9 g、生地黄9 g、地骨皮9 g、白豆蔻3 g(后下)、炒牡丹皮9 g、羊蹄根9 g、炙甘草6 g、水牛角15 g(先煎)。7剂,水煎服,1剂/日,早晚分服。

二诊(2022年5月28日):双下肢少量瘀斑,自汗,纳寐可,大便1日2次,不成形;舌略红,苔薄白,脉沉细。查得PLT $40×10^9$/L。

守方加减,前方加用太子参9 g。另予甲泼尼龙12 mg/d。

三诊(2022年6月15日):药后诸症缓解,无散在瘀斑、瘀点,自汗止,纳寐可,二便调;舌略红,苔薄白腻,脉沉细。血常规示:PLT 55×

10^9/L。辨证为卫气不固，热伏阴分；治法：调和营卫，泻热凉血；以玉屏风散加减。

拟方：生黄芪9 g、太子参9 g、防风9 g、生白术9 g、陈皮9 g、炙甘草6 g、炒牡丹皮9 g、女贞子9 g、茜草18 g、荆芥9 g、炒槐花9 g、仙鹤草18 g、白豆蔻3 g（后下）、炙鸡内金9 g、云茯苓9 g、生龙骨15 g、生牡蛎15 g。另予甲泼尼龙4 mg/d，8 mg/d交替服用。

四诊（2022年7月9日）：无明显出血，面红唇干，大便日行1～2次；舌略红，苔白腻，脉弦细。血常规示：PLT 64×10^9/L。继予健脾泻热凉血；方以玉屏风散合参苓白术散加减。

拟方：生黄芪9 g、太子参9 g、防风9 g、生白术9 g、陈皮9 g、制半夏9 g、茯苓9 g、白扁豆9 g、怀山药9 g、生地黄9 g、赤芍9 g、白芍9 g、炒牡丹皮9 g、水牛角15 g（先煎）、女贞子9 g、墨旱莲18 g、仙鹤草18 g、焦山楂9 g、焦神曲9 g、羊蹄根9 g、白豆蔻3 g（后下）、炒黄柏9 g、炙甘草6 g。另予甲泼尼龙4 mg/d，隔日1次。

五诊（2022年9月14日）：查血常规示：PLT 170×10^9/L。撤甲泼尼龙，继服上方。

【按语】 根据血小板减少的发病特点和临床表现，中医将其归为"血证""紫癜病"范畴。早在《黄帝内经》中就有"血溢""血泄""咳血""呕血""溺血""便血"的描述，《医学正传》将各种出血归在一起，称"血证"。对病机的认识，中医理论认为感受外邪，损伤血络；或嗜食醇酒厚味，脾胃损伤；或情志过极，肝郁化火；或房劳热病，精亏血热均可致病。其基本病因病机为热、虚、毒、瘀，以治火、治气、治血、治虚为要。《济生方》强调因于热者居多，《景岳全书》将血证病机概括为"火盛"和"气伤"。治疗上，《金匮要略》记载泻心汤、柏叶汤、黄土汤等治疗吐血、便血；《备急千金要方》提出凉血散瘀之犀角地黄汤；《血证论》提出"治血四法"，即止血、消瘀、宁血、补虚。治疗要点：① 重视扶正祛邪：扶正即益气、养阴，祛邪即泻火、祛瘀；② 泻火热清虚火：泻火热即泻肝火、泻心火、泻胃火和泻热毒，清虚火即清阴虚虚火、清阳虚伏火；

③ 益脾气滋阴精:益脾气即益气摄血、甘温除热,滋阴精即滋养肝肾、养阴降火;④ 祛瘀血:即祛瘀生新。脏腑辨证责之于肝、脾、肾,治以犀角地黄汤、泻心汤、当归补血汤、归脾汤、茜根散与六味地黄汤等。临床当采用辨病与辨证相结合,辨病之急缓、轻重,以及证之间的变化,法活机圆,辨证加减。

病案四:宫颈癌放疗后中医康复治疗

李某,女,59岁。

主诉:患者2021年10月出现不规则阴道出血,量少,后血自止,未予治疗。2022年2月22日至南京艾迪康医学检验所检查发现HPV59,68,43+,TCT:ASC-US,肿瘤标志物CA153,SCC偏高。后经检查结果为:子宫下段实性占位(宫颈癌),宫腔积液。子宫实性占位,肌瘤可能。2022年3月4日在浦南医院行阴道镜检查+活检术,术后病理会诊示:宫颈高级别鳞状上皮内瘤变,累及腺体,小灶间质浸润-鳞状细胞癌。评估无手术指征。2022年3月、4月于溧阳市人民医院行"白蛋白紫杉醇400 mg+卡铂500 mg"化疗2个周期。2022年5月于溧阳市人民医院行放疗,过程顺利。2022年7月于常州市第一人民医院行内照射放疗。

一诊(2022年8月21日):腹痛,烘热汗出,手脚心热,手指麻木,失眠健忘,舌暗苔薄,脉滑。

辨证:气血虚弱,肝肾阴虚。治法:益气养血,滋阴降火。

拟方:橘核12 g,青蒿12 g,当归12 g,麦冬9 g,竹茹12 g,黄连6 g,山慈姑12 g,黄芩30 g,生白术15 g,山药15 g,莪术12 g,三棱6 g,瓦楞子15 g,乌药9 g,川楝子6 g,浮小麦30 g,甘草6 g,肉桂6 g,炒酸枣仁30 g,枸杞子15 g,海藻15 g,白花蛇舌草15 g。14剂,水煎服,1剂/日,早晚分服。

二诊(2012年10月29日):服药后腹胀、烘热减轻,肿瘤标志物CA 125:40.24 U/mL。

拟方:乌药9g,川楝子12g,青皮9g,陈皮9g,南方红豆杉6g,玄胡12g,莪术12g,黄芪30g,生白术15g,夏枯草15g,荔枝核12g,黄连9g,黄柏9g,夜交藤30g,大腹皮15g,生薏苡仁30g,半夏9g,白花蛇舌草15g,生甘草6g,枸杞子15g。14剂,水煎服,1剂/日,早晚分服。

三诊(2023年1月11日):症状进一步好转,肿瘤标志物CA125降为17.00U/mL。

在原方基础上减去生薏苡仁、黄连、黄柏、半夏、腹皮、夏枯草,加桃仁15g、枳壳9g、白芍9g、海藻15g、土鳖虫9g、半枝莲15g、全蝎6g、女贞子15g,服法同前。观察至2023年3月,病情平稳。

【按语】 患者手术、放疗后气血亏虚,肝肾不足,方中黄芪、白术健脾益气,使气血生化有源;枸杞子滋补肝肾;酸枣仁养肝阴;浮小麦敛虚汗;以麦冬、黄连二味苦寒泻火,治烘热效如桴鼓;乌药、川楝子、陈皮、青皮入肝经,行气散结,又可作为引经药;山慈菇、白花蛇舌草清热解毒抗癌;莪术、三棱破血散结,以防肿瘤复发及转移。

许尤琪教授在辨证论治的过程坚持以"三辨"论治的方法治疗卵巢癌,即辨病、辨证、辨体质相结合。在卵巢癌的维持治疗期,尤其重辨体质。体质是人在先天禀赋与后天获得的基础上形成的稳定的形态结构、生理功能和心理状态的特质,决定人体对疾病的易感性及倾向性,影响疾病的发生、发展和转归。调整偏颇的体质是一个相对长期的过程,这就决定了"守方"治疗卵巢癌的重要性。临床中卵巢癌患者以"寒""虚""瘀"体质多见,治宜破血消瘀、温中行气、兼扶正固本,以青囊丸、正气天香散、加味乌药散等调节患者偏颇的体质。对于"瘀"象体质,轻者喜用桂枝茯苓丸、回生丹和理冲汤,重者用大黄䗪虫丸、抵挡丸、桃仁煎等名方,在破血药中以行气药为佐,适当配伍补肝肾填奇经药,如参芪归地、狗脊、仙灵脾、肉苁蓉等。

—— 许·师·点·评 ——

卵巢癌是妇科常见的恶性肿瘤，术后易复发转移，尤以腹腔转移为常见。中医认为，脾虚肾虚湿毒瘀结是主要病机，因此益肾化湿解毒是重要的治疗方法。对于放化疗过程中出现的血液学等毒性反应，当重用健脾益气、补肾生血之品。

宫颈癌放射治疗过程中出现毒副作用，常以"热毒之邪"为主，因而宫颈癌进行放疗后，治疗上当以清热解毒、益气养阴之品进行治疗，则可明显降低放疗的不良反应。

八、其他肿瘤
医案五则

李某,男,75 岁。

主诉:2022 年 3 月 15 日因"进食困难伴右上颈部淋巴结肿大"就诊。喉、颈部 CT 检查显示:颈部软组织间隙内见多发结节状及肿块状密度增高影,边缘不清,部分融合,以右侧为著,最大病灶大小约 4.2 cm×2.1 cm。2022 年 3 月 16 日行内窥镜下射频消融＋会厌囊肿切除,病理提示鳞状细胞癌。2022 年 4 月骨 ECT 扫描:右侧第 7 前肋,右侧第 4、5、6、7 后肋,左侧第 3 后肋,第 1～5 腰椎,左侧坐骨,左侧髋臼骨转移可能。因患者及家属拒绝化疗及免疫治疗,2022 年 4 月 13 日行下咽＋淋巴结 IMRT 放疗。2022 年 5 月,患者病情进展,建议其抗肿瘤治疗,患者拒绝,给予对症处理。

一诊(2022 年 5 月 23 日):患者神志清,精神萎,乏力感明显,右颈部疼痛,咽喉灼热疼痛,吞咽困难,偶有咳嗽,痰多不易咳出,右侧胁肋部、腰背部疼痛,偶感胸闷,左侧卧时加重,食欲欠佳,进食困难,口中乏味,无腹痛腹胀,无恶寒发热,无呕血黑便,夜寐欠安,小便量多,大便未解。近半年体重下降 6 千克。舌质红略暗,苔薄,脉细涩。

辨证:痰热互结。治法:清热解毒,化痰散结。

拟方:银花 20 g,连翘 15 g,蒲公英 30 g,玄参 15 g,炒栀子 15 g,炒知母 15 g,陈皮 10 g,砂仁 10 g,石斛 15 g,蝉蜕 40 g,山豆根 15 g,牛蒡子 15 g,炙香附 15 g,百合 20 g,鱼腥草 30 g,红豆杉 12 g(先煎

1 小时），川贝 10 g（兑服），炙鸡内金 15 g，甘草 5 g。14 剂，水煎服，每日 1 剂，早晚分服。

二诊（2022 年 6 月 7 日）：患者服用上方后咽部烧痛减轻约 30%，声音嘶哑改善，音质较前稍清亮，晨起喉间出现少许浓痰，纳眠尚可，二便调，舌脉同前。此乃因肺热日久，熏蒸于肺之门户，热毒虽有开始消退之征，须追加清肺之力。

守前方加鲜芦根 100 g、白茅根 100 g。继服 14 剂，每 2 日 1 剂，嘱其服 10 天休息 2 天。

三诊（2022 年 6 月 21 日）：声音较前明显洪亮，咽喉烧灼痛减 60%，纳食可，二便调，眠可，舌暗红但津液较前有增，舌下脉络稍有淤滞。

前方继服 28 剂，服法同前。

四诊（2022 年 7 月 20 日）：咽喉烧灼痛基本消失，声音较前明显洪亮接近患病前，患者自觉病已治愈，所以多次应酬喝酒。春节后咽痛复作，声音又有沙哑，咽部红肿出现少许化脓，常有少许痰血略出。此乃肺热未净，烟酒炙煿之物诱使病情复发加重，热伤肺络，须重用清营透热，凉血化瘀。前方去陈皮，炙香附，加水牛角 60 g（先煎 1 h）、败酱草 30 g。

继服 14 剂，服法同前。

五诊（2022 年 8 月 18 日）：诉上方服用半月后咽痛缓解，痰血消失，仅有白黏痰少许，后声音又恢复清亮。

上方继用 28 剂巩固疗效。

【按语】 喉癌属于中医学"喉菌""喉疳""喉瘤""锁喉疮"等范畴。古代医经对其多有论述。宋《疮疡经验全书》云："锁喉疮者……发于听会之端，注于悬膺之侧，初生如痹疬，不能饮食，闭塞难通。"明《奇效良方》云："咽喉间生肉，层层相选，渐渐肿起，不痛，多日乃有窍子，臭气自出，遂退饮食。"中医藏象学理论为临床上认识喉癌及其并发症的病因病机提供了理论基础。喉癌临床症状多表现为声音喑哑或嘶哑。

肺居胸中,主气,司呼吸,上通咽喉,喉为肺之门户,若喉被破坏,犹如不闭门户,极易受外邪侵袭。外来邪毒,由喉部侵入袭肺,闭阻肺气,使其宣发肃降功能失常,一方面不能呼出浊气、排出汗液与废物,则体内邪毒积聚,化生癌毒;另一方面不能吸入清气,下纳于肾,使元气不充,脏腑失养。肺功能正常与否,对喉影响极大,故有"金实不鸣""金破不鸣"的病机总结,症状亦常见音哑。《素问·痹论》提出:"病久入深,荣卫之行涩,经络时疏,故不通",即所谓久病及络,久病生瘀。至清代叶天士云:"初为气结在经,久则血伤入络,辄仗蠕动之物松透病根。"喉癌的病因以内伤饮食、情志,年老肾虚,脏腑失调为主,且三者之间常相互影响,互为因果,共同致病,形成本虚标实的病理变化。初起以邪实为主,随着病情的发展,气结、痰阻、血瘀愈显,食管、贲门狭窄更甚,邪实有加;又因胃津亏耗,进而损及肾阴,以致精血虚衰,虚者愈虚,两种因素相合,而成噎膈重症。部分病人病情继续发展,由阴损以致阳衰,则肾之精气并耗,脾之化源告竭,终成不救。中医治疗以扶正祛邪为基本原则。所谓"虚则补之。"在进行补益的时候,一是必须根据病理属性的不同,分别采用益气、养血、滋阴、温阳的药物;二是要密切结合五脏病位的不同而用药,以加强治疗的针对性。

病案二:淋巴瘤化疗后维持

狄某,男,56岁。

主诉:2020年11月初因体检至溧阳燕山医院行CT检查,结果示:腹膜后大血管间隙、纵隔、腋窝多发肿大淋巴结及团块影,提示转移性病变或淋巴瘤可能,腹膜后纤维化待排。2020年11月7日来我院入外科行淋巴结切除活检治疗,于2020年11月10日行"右颈部淋巴结切除术+任意皮瓣形成术"。术后病理示:右颈部淋巴组织高度增生,不排除非霍奇金淋巴瘤。于2020年11月21日行"R-CHOP"1个周期方案化疗,化疗过程顺利。出院后出现Ⅲ度骨髓抑制,予对症处理后恢复正常。2020年12月、2021年1月、2021年1月、2021年

2月、2021年3月行第2～6周期"R-CHOP"方案化疗。期间白细胞Ⅲ度减少,予对症处理后改善。患者消化道反应较大,予适当减少环磷酰胺及表阿霉素剂量.2021年4月、5月行第7、8周期"R-CHOP"方案化疗,过程顺利。2021年9月复查胸腹增强CT:淋巴瘤化疗后,较前(2021年5月19日)稍好转。2021年9月、2021年12月、2022年3月、2022年6月予利妥昔单抗维持治疗。

一诊(2022年6月15日):患者神疲乏力,双下肢尤甚,右侧下肢略肿,偶感口干,纳谷不馨,无反酸"烧心",大便偏稀,日行2～3次,寐安。舌红少苔,脉沉细。右侧颈后肿大,淋巴结切除术后,伤口愈合可,右侧耳后分别可扪及一枚圆形肿物,约2.0 cm×2.0 cm大小,质韧,边界清,表面光滑,无结节感。

辨证:脾肾亏虚,痰毒内留。治法:健脾补肾,化痰解毒。

拟方:黄芪30 g,女贞子15 g,党参15 g,当归10 g,白芍15 g,白术15 g,山药15 g,薏苡仁15 g,半枝莲15 g,浙贝母30 g,半夏15 g,白花蛇舌草30 g,夏枯草30 g,玄参15 g,菟丝子15 g,杜仲20 g,谷芽15 g,麦芽15 g,炙甘草6 g。14剂,水煎服,每日1剂,早晚分服。

二诊(2022年6月30日):乏力有所好转,右下肢水肿消退,大便日行一次,小便可,纳食可,寐安。舌淡红,苔薄,脉沉细。

上方去谷芽、麦芽、山药、薏苡仁,加白英15 g,白芥子10 g,14剂,水煎服,每日1剂,早晚分服。

三诊(2022年7月15日):无明显不适主诉,纳可,大便偏稀,小便调,寐安。

上方改黄芪15 g,去当归,加木馒头15 g,牡蛎30 g、山药15 g,14剂,水煎服,1剂/日,早晚分服。

后门诊坚持中药治疗,规律复查,未进展。

【按语】 癌毒是毒邪之一,是恶性淋巴瘤的最主要致病因素,贯穿病程始终。《金匮要略心典》言:"毒者,邪气蕴蓄不解之谓。""癌毒"包含两大类不同的内容:一类是各种致癌因子,一类是各种癌变细胞。

淋巴瘤的癌毒病机表现不同于实体瘤的"结毒",而是以"痰毒"为主,性专善行,易顺气血经络流注走窜至远处脏腑组织,在至虚的地方肆意生长,或隐匿,或暴戾,损伤脏腑功能。正气与癌毒的竞争决定了疾病的进展速度,但中老年患者正气已衰,邪盛正伤,气血阴阳失衡,临床上常以脏腑病变为主要表现,如脾失健运、胃失和降所致消化道症状。故癌毒更加肆意生长,侵袭人体各部位,气血津液日渐虚弱,积重难返。

该患者诊断为滤泡性淋巴瘤。初诊时多周期化疗后,疾病之毒与药物之毒混杂而至,损伤脾肾,脾虚健运无权,气血生化乏源致神疲乏力,纳谷不馨,大便稀溏;肾虚主骨生髓无力,则见骨髓抑制不生,水湿不运则下肢水肿,另痰性流窜,泛于周身,可见淋巴结遍及腹膜后大血管间隙、纵隔、腋窝等处。许尤琪教授以化痰排毒为主,健脾补肾为辅。拟化痰解毒扶正方,君以半枝莲、白花蛇舌草解毒利湿;臣用浙贝母、半夏、夏枯草化痰散结,玄参养阴化痰;佐以黄芪、党参、山药、白术、薏苡仁健脾渗湿,菟丝子、杜仲补肾强膝,当归、女贞子、白芍养血滋阴以为化血之基。

二诊时,脾肾功能渐已恢复,遂减少健脾祛湿之谷芽、麦芽、山药、薏苡仁,而加强化痰解毒,加用白英、白芥子。三诊时患者主诉无特殊不适,再加木馒头、牡蛎等散结化瘀、活血解毒之物,意在持续祛邪扶正。

该病例从接诊到病情进展,许尤琪教授紧紧围绕"痰毒"入手,以攻为主,佐以扶正,全疗程应采用中西医内外并举,从而达到改善患者脏器功能、控制并发症、减少复发、提高生活质量的目的,用法得当,维持治疗病情未进展,明显获益,且生活质量较高,故该治则治法值得推广。

病案三:恶性黑色素瘤维持治疗

刘某,女,78岁。

主诉:2022 年 10 月 18 日患者因"肝占位"在江苏省中医院行肝穿刺活检,病理示:条索状肝脏组织中见恶性肿瘤伴色素沉积,结合常规及免疫组化,考虑为恶性黑色素瘤,未见明确脉管瘤栓及神经侵犯。免疫组化结果:肿瘤细胞表达 Melan-A(++),HMB45(++),S-100(++),P16(散在+),Ki67(约 25%+),CgA(−),Syn(−),CK-P(−),BRAF(V600E)(+)。全腹部 CT 增强显示:肝脏肿大,动脉期强化不均匀,考虑肝硬化可能,转移待排。2022 年 10 月 24 日行帕博利珠单抗 200 mg 免疫治疗。2022 年 11 月 3 日至我院就诊,给予营养支持、保肝、腹腔穿刺、胃肠减压、PICC 置管术后出院。2022 年 11 月 13 日患者进行"曲美替尼+达拉非尼胶囊"靶向治疗。

一诊(2022 年 11 月 15 日):患者神志清楚,精神欠振,乏力明显,巩膜黄染,伴恶心欲吐,间断性呕吐清水痰涎,口苦口干,纳食不下,大便 6 日未解,腹胀,无矢气,大便色黑,小便色深,夜寐不安,左足背凹陷性水肿。近两个月体重减轻约 20 kg。脉细滑数,舌淡红,有齿痕,薄褐苔(有染苔)。

辨证:脾肾两亏,痰毒瘀阻。治法:健脾补肾,化痰散结解毒。

拟方:夏枯草 15 g,浙贝母 10 g,海藻 30 g,露蜂房 10 g,仙鹤草 30 g,土茯苓 15 g,生黄芪 30 g,太子参 30 g,党参 15 g,茯苓 10 g,炒白术 10 g,土贝母 15 g,焦三仙 30 g,鸡内金 10 g,砂仁 10 g,冬凌草 15 g,白英 30 g,龙葵 20 g,蛇莓 15 g。14 剂,水煎服,每日 1 剂,早晚分服。

二诊(2022 年 11 月 30 日):患者服药后自觉无明显不适,便血量逐渐减少。

在上方基础上加三七粉 3 g 冲服。28 剂,水煎服,每日 1 剂,早晚分服。

三诊(2022 年 12 月 15 日):患者复查 CT 示病情进展,拒绝继续治疗。

【按语】 黑色素瘤暂无明确的中医病名对应,可属"黑疗""黑痣"

"恶疮""失荣"范畴,亦可根据发病特点与"厉痈""脱痈""翻花"相对应。《灵枢·痈疽篇》记载:"发于足傍,名曰厉痈……急治之,去其黑者……不治,百日死。发于足趾,名曰脱痈。其状赤黑,死不治;不赤黑,不死。不衰,急斩之,不则死矣。"这里的"厉痈""脱痈"均有色黑且具有"不则死矣""百日死"等预后较差的特点,与现代所述黑色素瘤相吻合。

恶性黑色素瘤是由于能够产生黑色素的神经鞘细胞发生变异,酪氨酸代谢异常,黑色素生成增多,在体内蓄积所致,是一种源于表皮正常黑色素细胞或原有痣细胞的恶性肿瘤。根据临床表现和病理组织学,可分为几个主要类型:浅表扩散型黑色素瘤(约占 70%)、结节型黑色素瘤(约占 15%)、恶性雀斑痣样黑色素瘤、肢端雀斑痣样黑色素瘤,以肝为初发病灶的恶性黑色素瘤相对少见。

本例患者为肝部黑色素瘤,发现时已为黑色素瘤晚期,患者在接受免疫联合靶向治疗后出现消化道出血。许尤琪教授以夏枯草、海藻、土贝母、露蜂房化痰散结抗癌,土茯苓利湿解毒。此时更要在扶正的基础上使用抗癌解毒药物,故以生黄芪、太子参、党参、茯苓、炒白术等药补脾扶正,同时以仙鹤草补气止血,冬凌草入肺及龙蛇羊泉汤抗癌解毒,从肺脾二脏入手,配合西医治疗,使患者正气得以恢复,癌毒基本得到控制,患者症状减轻。复诊时加用三七粉活血止血,化瘀而不伤正气,使疾病得到控制。

中医药在该病的探索研究由来已久,且由于辨证论治的治疗方法,使得在治疗过程中更加灵活,更加具有针对性。中医治疗可弥补西医治疗上的不足之处,加强治疗效果,帮助改善患者机体免疫力,缓解治疗过程中的不良反应。因此,中西医结合治疗黑色素瘤能一定程度上提高该病治疗效果,在将来的治疗方案上可以提出更具综合性的治疗方案。但本案患者因黑色素瘤恶性程度较高,病情再次进展,最终患者放弃治疗。

病案四:舌下腺腺样囊性癌肺转移

孙某,男,80岁。

主诉:2021年5月发现舌下肿物伴疼痛,未予重视,后肿物逐渐增大,2021年9月于江苏省口腔医院行"舌下腺囊腺癌切除术",术后予替吉奥、华蟾素抗肿瘤治疗,术后病理:"右舌下"腺样囊性癌,伴坏死。2021年9月15日胸部CT:左肺上叶斜裂占位。2021年9月25日入住我院胸外科,予对症治疗,考虑双肺病灶无手术机会。2022年2月18日于我院胸外科行CT引导下肺肿物穿刺活检术,术后病理回示:左肺涎腺上皮性肿瘤,结合免疫组化,符合转移性腺样囊性癌。期间先后至我院行1~17周期治疗,具体为:卡瑞利珠单抗+阿帕替尼,期间定期复查。15周期时复查CT示两肺多发转移瘤,部分较前稍增大。

一诊(2022年2月17日):患者精神尚可,对双肺转移的复查结果感到焦虑,夜寐尚可,但纳食物欠佳,偶感腹胀,时有乏力,大便干结,小便无殊,自诉口干,舌尖红,苔少,脉细数。

辨证:气阴两虚。**治法**:益气养阴、健脾和胃。

拟方:太子参15 g,炒白术12 g,茯苓15 g,佛手10 g,生薏苡仁30 g,厚朴花9 g,浙贝母10 g,蛇六谷10 g,梅花5 g,黄精15 g,小麦30 g,生甘草6 g,大枣15 g,百合12 g,山药15 g,陈皮9 g,焦六神曲15 g。14剂,水煎服,每日1剂,早晚分服。

二诊(2022年3月2日):诉口干、腹胀、乏力好转,大便略稀,舌象隐约可见齿痕。

上方加白花蛇舌草、芡实。14剂,水煎服。

三诊(2022年3月16日):诉咳嗽痰白量少,腹胀感偶现,口干加重,大便干,观其舌边尖红。

去白花蛇舌草、芡实,加用金荞麦、菊花、南沙参。14剂,水煎服

四诊(2022年3月30日):新发口腔溃疡数个,色红未溃,夜寐欠佳,纳食欠馨,舌红苔少,脉细数。

拟方:炒白术12 g,茯苓15 g,佛手10 g,生薏苡仁30 g,焦六神曲15 g,山药15 g,玫瑰花6 g,梅花5 g,太子参15 g,焦山楂12 g,枸杞子12 g,金银花9 g,陈皮9 g,炒白芍12 g,炒稻芽15 g,炒麦芽15 g。14剂,水煎服,每日1剂,早晚分服。

五诊(2022年4月6日):患者来诉诸症改善,情绪稳定,生活质量佳。

前方又加用蛇六谷,金银花改为菊花,加用制黄精、制女贞子益肾滋阴,以达到"治病求本"之效。

患者后在我院复查胸部薄层CT平扫+增强,提示双肺多发结节影,较大者直径1.8 cm,考虑双肺转移,较前相仿。

【按语】 涎腺腺样囊性癌来源于涎腺组织,约占头颈部肿瘤的1%,发病率为(0.5~2.5)/10万。目前该病治疗方法以原发部位的外科手术结合放疗为主。涎腺腺样囊性癌中小涎腺多于大涎腺,其中腭、腮腺、下颌下腺、舌下腺为最常见原发部位。有研究表明,约50%的患者出现远处转移,其中最常受累的器官为肺,其次为骨,发生远处转移的患者3年生存率为54%,10年生存率仅为10%。

舌下腺腺样囊性癌在中医中并无确切病名,可归靠于"失荣"范畴。明代陈实功在《黄帝内经》"失精"和"脱营"基础上首次提出"失荣"病名并指出:"其患多生于肩之以上,初起微肿,皮色不变,日久渐大,坚硬如石,推之不移,按之不动。"

中医学认为正虚为其根本致病因素。《医宗金鉴》和《外科正宗》中认为"失荣"多由"忧思、恚怒、气郁、血逆与火凝结",其病机当是郁火血瘀痰结。头面部为诸阳之会,气血充盛,而火毒易袭阳位,若邪气郁积、脉络失和,再加情志怫郁、饮食损伤、素体痰湿较盛等因素,则脏腑气机失调,或郁滞体内,久则气滞血瘀;或气不布津,久则津凝为痰,血瘀、痰浊互结成瘤,进一步耗损正气,渐成癌毒。综上所述,正气虚弱,病邪与气血搏结,气机失调,痰、瘀、毒等病理产物积聚是舌下腺腺样囊性癌的主要病机。痰、瘀、毒随气血流通,流注于肺而成肺积,肺转移最常见咳嗽、咳痰。

　　该患者免疫靶向治疗后阴伤未复且气机不畅,痰瘀毒邪阻于头颈,后传于肺。初诊时该患者正气尚充,但脾胃运化失健,且因气阴亏损,故组方时重用益气健脾,调气和胃,予四君培后天之本,佐陈皮、梅花等诸药理气和胃柔肝,改善脾胃运化,佐黄精、百合滋肾阴,益精髓。因患者心烦不安,舌尖红,似有热象,实为虚烦,因其肺部病灶较前增大,消瘤之品必兼用。诸药同用共奏健脾益气、补肾益精之功,而使正复邪去,全面改善临床症状。在论治肿瘤过程中,许尤琪教授不主张攻伐太过,尤其是已经接受手术、放化疗等西医治疗,正气虚弱的患者,不主张用大量峻猛之药。晚清医家高思敬就提出治疗失荣时"初起万不可攻消……于病无济也"。重视扶正补虚,以奏"养正则积自消"之效。脾胃为升降之枢,脾胃运化正常则气机调畅,升降得调,出入正常,痰、瘀、毒不消自灭,可化积聚于无形。故"扶正补虚"之治则可一分为二:一为"补"、二为"调",补益脾胃的同时亦重视调和气机,强调顾护胃气。从整体观念着手,注重调和气机,扶正祛邪,身心同调,以改善患者相关症状,树立治疗信心,保证治疗的延续性。

病案五:肾癌转移后

张某,男,72岁。

　　主诉:患者于2014年12月11日行右肾癌根治性切除术。术后病理:透明细胞癌(Ⅱ级),肿瘤局限于肾被膜内,输尿管切缘及血管切缘未见累及。2019年11月26日查CT:两肺多发小结节,左肺门团块影,较2017年10月24日增大,2019年12月11日查CT:左肺下叶拟中央型肺癌,两肺多发结节拟转移为主;右侧髂骨翼破坏,拟转移。遂于2019年12月19日行左肺穿刺检查,结果提示:考虑为癌,免疫组化不支持原发,结合病史倾向肾癌转移。患者于2019年12月29日起行舒尼替尼靶向治疗,2020年7月出现便血,对症处理后减轻,2020年9月停用靶向治疗。患者既往高血压病史4年余,口服降压药控制可,胆囊炎切除手术史。

一诊(2020年9月12日):患者大便日行2次,胸骨后微有针刺感,纳谷少,夜寐一般,口干,舌苔黄,稍腻,舌质黯红,脉细稍数。

辨证:湿热郁阻,脾肾亏虚。治法:益脾滋肾,清利湿热。

拟方:生地15 g,山黄肉10 g,猪苓10 g,茯苓10 g,山药20 g,土茯苓20 g,半枝莲15 g,龙葵10 g,南沙参10 g,北沙参10 g,麦冬10 g,白花蛇舌草15 g,仙鹤草15 g,骨碎补15 g,石斛10 g,炒六曲15 g。14剂,水煎服,每日1剂,早晚分服。

二诊(2020年9月25日):服药半个月后,口干不显,胃脘部稍有不适,纳谷较前增加,二便正常,夜寐较差,苔中后部黄腻,舌质红,舌下络脉增粗,脉沉细数。

上方加茯神15 g、合欢皮15 g、石菖蒲6 g、厚朴6 g、炒麦芽15 g。14剂,水煎服。

三诊(2020年10月15日):纳谷可,精神佳,咳嗽,痰少,夜寐改善,自觉右胁部隐痛,大便日行1～2次,质地成形,口不干,苔薄黄腻质红,脉沉细。

原方加柴胡6 g、黄芩10 g、川朴10 g、山慈菇10 g、石打穿15 g、冬凌草15 g、天龙2 g。14剂,水煎服。

四诊(2020年10月30日):纳谷可,不咳嗽,右胁部无隐痛,右侧髋部不适,活动后明显,大便日行1～2次,质地正常,口干,苔厚黄腻质红,脉沉细数。

二诊方加山慈姑10 g、石打穿15 g、冬凌草15 g、天龙2 g、全蝎3 g、蜈蚣3 g。14剂,水煎服。

此后以上方化裁出入,坚持治疗,随访病情稳定。

【按语】 肾癌全称肾细胞癌,是起源于泌尿小管不同部位的各种肾细胞癌亚型,但不包括肾间质肿瘤。肾盂肿瘤及尿路上皮癌。肾癌在祖国医学中属于"血尿""腰痛""肾积"等范畴。《内经》中首载肾癌的有关症状:"其著于膂筋,在肠后者饥则积见,按之不得。"所谓"饮食自倍,脾胃乃伤",患者平素过食肥甘厚腻,嗜酒损伤脾胃,脾伤则水湿不化,聚而生痰,痰湿内生,蕴化生火,湿毒火邪下注膀胱损伤脉络而致尿血,湿热阻滞经络则腰部疼痛;《灵枢》云:"若内伤于忧愁,则气上逆,气上逆则六输不通……而积皆成矣",患者平素情志不畅,气机不调,中焦气机不畅则脾失运化,随之痰湿内生。加之气血瘀滞,痰瘀互相结聚于机体,日久随之化热,痰瘀毒蕴结于腰部而成肾积。《医宗必读》曰:"积之成者,正气不足,而后邪气踞之",患者因禀赋不足、劳累过度、年老体弱导致肾精亏损,气化不利,水湿不行,瘀聚成毒,且肾气不足,气不摄血,久之气血阴阳俱亏,五脏六腑功能失衡,正损而邪盛。

本案为肾癌肺转移病例。肾癌容易发生肺转移。因肺朝百脉,癌细胞经腔静脉回心到达肺的小动脉后,黏附在毛细血管的内皮上,穿过管壁进入血管外的结缔组织,开始细胞增殖,变为小的瘤体,形成肺转移性肿瘤。机体的血黏度和免疫功能对肿瘤的肺转移影响很大。肺肾乃金水相生关系,肾癌肺转移有子盗母气之虞,采用肺肾同调法,总不忘先安未受邪之地,常佐以养肺补肺之品。肺为水之上源,润补肺脏,亦有助于肾水的滋润,肾元的强健。

患者年已七旬,肾元亏虚,先天累及后天,运化无力则纳谷少。肾虚气化不利,脾虚无以制水,湿浊内蕴,兼夹癌毒内结郁而化热,故舌质黯红苔黄腻。邪热煎灼真阴则口干,脉细数。癌毒流走,子病及母,故见肺转移。肾癌病位在肾,根本病机为肾元亏损,脾虚湿滞,湿热癌毒互结于肾,为本虚标实。当以补肾为先,药用生地、山萸肉、骨碎补等补肾填精,合茯苓、山药健脾益气利水固其本,猪苓、半枝莲、龙葵、蛇舌草清热利湿,南沙参、北沙参、麦冬、石斛益气养阴,泄湿浊而不伤真阴,养真阴而不闭门留寇,并且土茯苓、蛇舌草、龙葵为抗肾癌的要药,体现了病证结合的思路。仙鹤草补虚解毒,六神曲健脾、开胃顾护胃气。

二诊时患者口干不显,纳谷增加,出现胃脘不适,夜寐差,苔中后部黄腻,舌质红,为胃气通降失常。《素问·逆调论篇》所谓:"胃不和则卧不安",遂投以茯神、合欢皮、石菖蒲宁心安神,厚朴通降胃气。

三诊时咳嗽，痰少，胁部隐痛为肝气不舒，肺气不降，以柴胡、黄芩疏肝解郁，川朴降气平喘，并以山慈姑、石打穿、冬凌草、天龙增强攻癌解毒的功效。

　　四诊时患者咳嗽、胁部不适缓解，然出现右髋部不适，故去柴胡、黄芩、川朴，加全蝎、蜈蚣攻邪通络止痛。后期仍以补肾益脾为本，清利湿热攻毒为标，随证加减，患者至今病情稳定。

　　肾癌患者常本虚标实，本虚表现为脾肾亏虚，标实常表现为湿浊、瘀血、癌毒等。在治疗肿瘤的过程中，许尤琪教授强调不同分期辨证原则不一，需将宏观辨证和微观辨病相结合，早期应扶助正气，清热利湿；中期祛瘀化痰，解毒散结；晚期补益肝肾，培元固本。应分清主症兼症、标本缓急，正确处理整体与局部的关系，并强调抑瘤中药在其中的应用，扶正祛邪，使机体达到平和的状态。坚持标本兼治，既能顾护正气又能较快改善患者症状，提高生活质量，同时考虑肿瘤的特殊性，以抗癌攻邪贯穿整个病程，并辅以顾护脾胃之品，使得攻邪不伤正。

许·师·点·评

对于临床上发病率低或少见的一些恶性肿瘤，中医药首先当进行辨证论治，对于恶性肿瘤，当以扶正抗癌为治疗大法。在健脾益肾等扶正的基础上，辅以解毒、化湿、祛痰、化瘀等治疗是临床上常用而有效的治疗方法。